北京市2023年度体检统计报告

2023 Statistical Report of Physical Examination in Beijing

北京市体检质量控制和改进中心
北京市体检中心
首都医科大学公共卫生学院
中国人民大学统计学院

组编

科学出版社

北京

内 容 简 介

本报告是在北京市 2023 年度健康体检和专项体检的基础上，汇总了 120 家承担专项体检工作和 239 家承担健康体检工作的医疗机构的数据，对体检过程中查出的前十位重大异常体征进行分析，并收集异常体征的 5 年连续数据，组织专家进行科学分析，结合相关领域学科研究成果提出针对性的预防措施。本报告将会对促进北京市体检行业的健康发展，以及促进首都居民健康水平的提高起到积极作用。

本报告可供健康管理、流行病学、慢病管理与防控领域的读者参考阅读。

图书在版编目（CIP）数据

北京市 2023 年度体检统计报告 / 北京市体检质量控制和改进中心等组编. -- 北京：科学出版社，2024. 12. -- ISBN 978-7-03-080685-7

Ⅰ．R194.3

中国国家版本馆 CIP 数据核字第 20247VB191 号

责任编辑：马晓伟　刘　川／责任校对：张小霞
责任印制：肖　兴／封面设计：吴朝洪

科学出版社 出版
北京东黄城根北街 16 号
邮政编码：100717
http://www.sciencep.com
北京中科印刷有限公司印刷
科学出版社发行　各地新华书店经销

*

2024 年 12 月第 一 版　开本：880×1230　1/16
2024 年 12 月第一次印刷　印张：5 3/4
字数：180 000

定价：47.00 元
（如有印装质量问题，我社负责调换）

编 委 会

主　　编　张国红

副 主 编　钱文红　杨建国　陈　刚

编　　委　（按姓氏笔画排序）

于　瑶（北京市体检中心）

于国志（北京市肛肠医院）

卫小蝶（首都医科大学附属北京佑安医院）

王　瑜（中国人民大学统计学院）

亓　攀（中国康复研究中心）

孔邻润（北京市体检中心）

田熠星（首都医科大学公共卫生学院）

吕世云（首都医科大学公共卫生学院）

任　雯（首都医科大学附属北京口腔医院）

刘　敏（首都医科大学附属北京口腔医院）

刘雅茜（北京市体检中心）

刘玥叡静（首都医科大学公共卫生学院）

芦燕玲（首都医科大学附属北京安贞医院）

杨建国（北京市体检中心）

张　晶（首都医科大学附属北京佑安医院）

张龙友（北京天坛医院）

张国红（北京市体检中心）

陈　刚（北京市体检中心）

陈　硕（北京市体检中心）

陈东宁（首都医科大学附属北京同仁医院）

郑华光（北京天坛医院）

赵小雨（首都医科大学公共卫生学院）

胡　荣（首都医科大学附属北京安贞医院）

钱文红（北京市体检中心）

高丽丽（北京妇幼保健院）

郭秀花（首都医科大学公共卫生学院）

陶丽新（首都医科大学公共卫生学院）

崔　晶（首都医科大学附属北京同仁医院）

韩　宝（北京市体检中心）

韩历丽（北京妇幼保健院）

慈晓伟（首都医科大学宣武医院）

窦紫岩（北京市体检中心）

褚　熙（首都医科大学宣武医院）

前　言

　　进入 21 世纪，学术界对于医学目的的反思逐渐形成共识，那就是医学应该以人类健康为主要研究方向而不是单纯针对疾病。国内外大量研究表明，慢性疾病是可以预防和控制的。而控制慢性疾病的措施，如体检中重大异常指标的检出、健康教育、生活方式的改善等，是做好慢性疾病控制的基础。疾病预防的成功得益于政府相关部门的引导和支持、医疗卫生人员的广泛参与，以及社会广大群众的自觉行动，三者同样重要。

　　作为北京市体检质量控制和改进中心的主任委员单位，北京市体检中心在做好行业质控工作的基础上，一直关注首都居民的健康状况，组织相关专家编写了《北京市2023 年度体检统计报告》，为健康北京服务。本报告汇总了 2023 年度北京市 120 家承担专项体检工作和 239 家承担健康体检工作的医疗机构的相关数据，通过统计汇总，以体检过程中所查出的前十位重大异常体征为重点，并收集异常体征的 5 年连续数据，组织专家进行了科学分析，结合相关领域学科研究成果提出了针对性的预防措施。本报告将会对促进北京市体检行业的健康发展，以及促进首都居民健康水平的提高起到积极作用。

　　本报告的顺利完成有赖于全市有关体检医疗机构的支持，以及全体编写人员的共同努力，在此表示衷心的感谢！

北京市体检质量控制和改进中心

北京市体检中心

2024 年 7 月

目　　录

第一章　概述 ………………………………………………………………… 1

一、健康体检 …………………………………………………………… 1

（一）概念 ………………………………………………………… 1

（二）总体情况 …………………………………………………… 1

（三）信息化建设及数据来源 …………………………………… 2

二、专项体检 …………………………………………………………… 2

（一）概念 ………………………………………………………… 2

（二）总体情况 …………………………………………………… 2

（三）信息化建设及数据来源 …………………………………… 3

第二章　体检服务资源 …………………………………………………… 5

一、健康体检 …………………………………………………………… 5

（一）医疗机构情况 ……………………………………………… 5

（二）人力资源情况 ……………………………………………… 6

二、专项体检 …………………………………………………………… 8

（一）医疗机构情况 ……………………………………………… 8

（二）人力资源情况 ……………………………………………… 9

第三章　体检工作概况 …………………………………………………… 11

一、健康体检 …………………………………………………………… 11

（一）各区情况 …………………………………………………… 11

（二）非营利性和营利性医疗机构情况 ………………………… 12

（三）各类别、级别情况 ………………………………………… 12

（四）各年龄组情况 ……………………………………………… 12

二、专项体检 …………………………………………………………… 13

（一）高招体检 …………………………………………………… 13

（二）中招体检 …………………………………………………… 14

（三）机动车驾驶员体检 ………………………………………… 14

（四）公务员录用体检 …………………………………………… 15

（五）教师资格认定体检 ………………………………………… 15

（六）药品从业人员体检 ………………………………………… 15

（七）残疾人机动轮椅车驾驶员体检 …………………………… 16

第四章　体征检出情况 …………………………………………………… 17

一、专项体检体征检出情况 …………………………………………… 17

（一）高招体检情况 ·· 17

（二）中招体检情况 ·· 20

二、健康体检体征检出情况 ·· 24

（一）前十位异常体征检出率 ·· 24

（二）各年龄段前五位异常体征 ·· 24

三、健康体检主要异常体征检出情况分析 ·································· 25

（一）血脂异常 ·· 25

（二）血压升高 ·· 28

（三）脂肪肝 ·· 31

（四）骨量减少和骨质疏松 ·· 33

（五）子宫肌瘤 ·· 38

（六）血尿酸升高 ·· 40

（七）甲状腺结节 ·· 43

（八）颈动脉粥样硬化 ·· 45

（九）空腹血糖升高、糖化血红蛋白升高 ································ 49

（十）龋病 ·· 54

（十一）痔疮 ·· 56

第五章　体重管理专题 ·· 59

（一）健康体重，一起行动 ·· 59

（二）超重、肥胖、向心性肥胖和腰臀比异常检出情况 ···················· 59

（三）体重异常检出情况分析 ·· 64

（四）体重管理建议 ·· 65

（五）体检行业"健康体重管理"探索与实践 ···························· 66

第六章　总结 ·· 67

致谢 ·· 69

附录 ·· 70

附录一　指标解释 ·· 70

（一）专项体检统计指标解释 ·· 70

（二）健康体检统计指标解释 ·· 72

附录二　机构名单 ·· 74

第一章

概　述

一、健　康　体　检

（一）概念

2009 年，卫生部发布的《健康体检管理暂行规定》指出"健康体检是通过医学手段和方法对受检者进行身体检查，了解受检者健康状况、早期发现疾病线索和健康隐患的诊疗行为"。规定中对健康体检基本诊疗科目进行规范，规定至少包括内科、外科、妇产科、眼科、耳鼻咽喉科、口腔科、医学影像科和医学检验科。

2010 年，北京市卫生局制定《北京市健康体检管理办法》，办法要求开展健康体检的医疗机构须在场地、人员、科室等方面符合相关技术要求，并在卫生行政部门进行登记。登记机关对申请开展健康体检的医疗机构进行审核和评估，具备条件的允许其开展健康体检，并在《医疗机构执业许可证》副本备注栏中予以登记。根据此办法进行审核登记的医疗机构具有开展健康体检的资质，列入本报告健康体检部分的统计范围。

（二）总体情况

截至 2023 年底，北京市具有开展健康体检资质的医疗机构（以下简称"健康体检机构"）共 292 家。健康体检机构中，公立医疗机构 157 家（占 53.77%），其中三级医院 76 家，二级医院 32 家，一级医院 14 家，未评级机构 1 家，门诊部和诊所 9 家，妇幼保健院 8 家，社区卫生服务中心 14 家，健康体检中心 2 家，其他机构 1 家；社会办医疗机构 135 家（占 46.23%），其中三级医院 6 家，二级医院 15 家，一级医院 14 家，未评级机构 1 家，门诊部和诊所 95 家，健康体检中心 4 家。按照行政区域划分，城六区（即北京市东城区、西城区、朝阳区、海淀区、丰台区和石景山区）共 204 家，其他区共 88 家。近年来，在国家鼓励社会办医和健康服务业发展的政策支持下，健康体检行业迅速发展。

为加强健康体检行业管理，北京市卫生健康委员会成立了北京市体检质量控制和改进中心，建立了北京市健康体检行业专家委员会，每年组织开展质控管理、规范修订、飞行检查、专业培训、数据统计分析等工作，逐步形成了一套较为成熟的专业质控管理体系。出台了《北京市医疗机构健康体检质量管理与控制指标（2015 版）》，明确了质控要点，强化了质量监管，对存在问题的健康体检机构实施重点监督、限时整改，对整改后仍无法满足《北京市健康体检管理办法》基本要求的机构，取消其健康体检资质，形成了"准入—监管—退出"的闭环管理机制。每年发布健康体检行业报告，指导行业健康发展、为百姓健康体检提供指引。同时，充分发挥行业协会自律管理职能，支持北京医学会健康管理学分会和北京健康管理协会工作，充分发挥其熟悉业务、贴近行业的优势，开展健康体检与管理学术研究，积极倡导依法执业，加强行业自律监督。

为规范北京市健康体检行业发展，国家卫生健康委员会先后印发《健康体检管理暂行规定》《健康体检中心管理规范（试行）》和《健康体检中心基本标准（试行）》《关于进一步加强健康体检机构管理促进健康体检行业规范有序发展的通知》，进一步规范健康体检中心工作职责。北京市卫生健康委员会按照相关规定制定了一系列相关行业规范和管理性文件。在《健康体检管理暂行规定》的基础上，制定了《北京市健康体检管理办法》，对本市医疗机构实施健康体检的执业条件、执业规则、监督管理等要求进行了细化规定；并根据行业管理需求，相继制定《北京市健康体检报告基本规范（试行）》《北京市卫生和计划生育委员会关于进一步加强健康体检管理工作的通知》《北京市卫生局关于加强体检信息平台应用和管理工作的通知》等指导性文件，从质控要点、体检报告、信息化管理等方面对北京市健康体检工作进行规范。同时，积极以标准建设促质量发展，相继制定《健康体检体征数据元规范》（DB11/T 1238—2024）和《健康体检服务规范》（DB11/T 1496—2017）两项地方标准，并进行了全市宣贯，取得了良好效果。

为加强健康体检从业人员管理，市卫生健康委制定下发《北京市卫生局关于北京市健康体检主检医师培训考核工作的通知》，建立健康体检主检医师管理制度，明确要求开展健康体检工作的主检医师每2年必须接受1次培训，培训的主要内容包括行业相关法律法规、部门规章和规范性文件、主检医师业务工作技能要求等。北京市体检质量控制和改进中心、北京医学会健康管理学分会和北京健康管理协会每年从不同角度举办各类培训和行业交流，促进健康体检从业人员执业能力的提升。

（三）信息化建设及数据来源

在市卫生健康委员会的领导下，北京市先后建立"体检信息平台"、"专项体检信息系统"、"健康体检数据采集与综合管理系统"和"移动体检质控信息系统"，并将各系统逐步整合到"北京市体检质控综合管理平台"，逐步通过信息化手段，提高体检行业智能化管理和服务能力。

本报告中的健康体检医疗机构情况、人力资源情况、医疗设备情况等数据，均来自健康体检机构申报和变更备案系统，根据《北京市健康体检管理办法》的准入原则，设计线上申报审核流程，实现机构电子化信息采集及实时变更备案。通过该系统掌握体检机构基本资源情况，为质控和信息采集奠定基础。

本报告中的健康体检工作量及体检异常体征数据，来自"体检信息平台—体检统计子系统"和"健康体检数据采集与综合管理系统"，其中226家机构通过"体检信息平台—体检统计子系统"以统计报表在线报送的方式，采集"健康体检阳性记录统计表（男/女）"（京卫体G1-15-1表、京卫体G1-15-2表）指标并纳入统计；15家机构通过"健康体检数据采集与综合管理系统"直接以健康体检个案信息上报数据后汇总纳入统计。

二、专项体检

（一）概念

专项体检是由相关行业主管部门会同卫生健康行政部门制定政策、统一管理的特殊类型体检。目前北京市开展的专项体检主要包括征兵体检、高招体检、中招体检、公务员录用体检、机动车驾驶员体检、教师资格认定体检和药品从业人员体检、残疾人机动轮椅车驾驶员体检等。专项体检的特点是有明确的体检标准及办法、有规定的体检项目和体检表、有统一的体检结论判定规则。医疗机构根据《北京市体检工作管理办法》（京卫医字〔1999〕43号）等文件的规定开展相关工作。

（二）总体情况

1. 政策依据

北京市开展专项体检工作的依据见表1-1。

表 1-1 各专项体检开展依据

专项体检类别	开展依据
高招体检	北京市高等学校招生委员会、北京市卫生局《关于印发〈北京市普通高等学校、中等专业学校招生体检实施细则〉的通知》（京高招委字〔1998〕007 号）
中招体检	北京市中等学校招生工作委员会、北京市卫生局关于下发《北京市高级中等学校招生体检工作实施细则》的通知（京中招委字〔1999〕003 号）
机动车驾驶员体检	中华人民共和国公安部令第 162 号
公务员录用体检	人事部、卫生部关于印发《公务员录用体检通用标准（试行）》的通知（国人部发〔2005〕1 号），人力资源和社会保障部、卫生部、国家公务员局《关于印发公务员录用体检特殊标准（试行）的通知》（人社部发〔2010〕82 号），《人力资源社会保障部 国家卫生计生委 国家公务员局关于修订〈公务员录用体检通用标准（试行）〉及〈公务员录用体检操作手册（试行）〉有关内容的通知》（人社部发〔2016〕140 号），北京市人力资源和社会保障局、北京市卫生局《关于指定北京市行政机关公务员录用体检机构的通知》（京人社录发〔2011〕327 号）
教师资格认定体检	北京市教育委员会、北京市卫生局关于印发《北京市教师资格认定体格检查工作实施细则》的通知（京教人〔2001〕49 号）
药品从业人员体检	北京市卫生局《关于公布第一批北京市从药人员体检医院名单的通知》（京卫医字〔1999〕68 号）
残疾人机动轮椅车驾驶员体检	北京市公安局、北京市卫生局《关于办理残疾人机动轮椅车牌证身体检查的通告》（〔2004〕第 18 号）

注：北京市征兵体检相关资料不包含在本报告中。

2. 组织管理

北京市卫生健康委员会负责全市体检工作的组织领导，各区卫生健康委员会负责本行政区域内体检工作的管理。受市卫生健康委委派，北京市体检中心负责全市专项体检工作的业务指导与管理，工作涉及：制修订各类体检标准；对从事专项体检的医疗机构进行资格审查；对有争议的体检结果进行会诊或鉴定；依据年度计划组织实施培训，开展质量检查，对体检数据质量进行质控审核；推进全市专项体检标准化建设等。各承担专项体检任务的医疗机构落实主体责任，强化组织管理，严格执行体检标准，规范体检操作。按照谁体检、谁签字、谁负责的原则，落实岗位责任制，保证体检质量。

由于专项体检的体检结论直接关系到受检者的切身利益，政策敏感性强，社会关注度高，因此对体检质量的要求较健康体检更高。为保证体检质量，北京市体检中心要求各相关医疗机构精选体检队伍，注意人员新、老搭配，重点岗位须由高年资有经验的医师承担。严格落实医疗质量控制要求，扎实做好各项工作，保证体检流程环环相扣。要求各医疗机构组织相关人员认真参加全市统一培训和考核，熟练掌握操作规程；医务人员熟悉体检标准，体检操作规范；各级医师尤其是主检医师认真审核体检发现的重要阳性体征，确保结论准确无误。为促进全市专项体检工作水平的提高，北京市体检中心定期组织专家对各相关医疗机构开展"飞行检查"，督促机构及时改进存在的不足，总结有益经验进行推广。

（三）信息化建设及数据来源

1. 政策依据

在北京市卫生健康委员会的领导下，围绕各类专项体检的不同需求，开展体检管理信息系统建设并逐步推广应用。开展工作相关依据见表 1-2。

表 1-2 专项体检信息化建设开展依据

文件名称	文号
《北京市卫生局关于加强医疗机构体检统计工作的通知》	京卫医字〔2010〕100 号
《北京市卫生局关于加强体检信息平台应用和管理工作的通知》	京卫医字〔2011〕217 号
《北京市卫生局关于进一步加强公务员录用体检管理工作的通知》	京卫医字〔2012〕37 号

2. 组织管理

截至 2023 年,北京市已建成并在全市范围内推广使用的专项系统包括:全国征兵体检信息化管理系统、北京市高招体检管理信息系统、北京市中招体检管理信息系统、北京市体检信息平台中包含的北京市机动车驾驶员体检信息系统、北京市药品从业人员体检信息系统和北京市教师资格认定体检信息系统。其中,高招体检、中招体检和征兵体检已全部实现个案信息数据采集。

在北京市卫生健康委员会的领导下,全市每年组织召开信息化业务培训会,旨在规范培训信息化系统的使用及数据统计上报要求。全市各相关医疗机构按要求开展体检并进行数据采集,最终数据汇总到全市各专项体检数据库中。

3. 数据质控

北京市体检中心每年对全市专项体检数据开展质量控制。其中,对于全市高招体检和中招体检数据,通过信息化系统自动筛查异常数据和北京市体检中心组织专家进行人工审核两种模式确保数据质量。对于机动车驾驶员体检、教师资格认定体检和药品从业人员体检等其他专项体检数据,通过大数据统计分析和飞行检查等方式开展数据质控与纠偏。对于各医疗机构的实验室检查结果,通过加强室内质控、室间质评及全市实验室盲样检查等方式对数据准确性和一致性进行确认。

招生体检数据的筛查和校对是确保高招、中招体检工作质量的重要步骤。在各区高招、中招体检结束后,北京市体检中心要求各体检机构及时上传数据,通过系统后台逻辑判断,筛选出明显存疑或错误的数据交由专业人员进行审核,并与相关体检机构沟通进行更正。

2023 年全市高招体检学生 64 616 人,体检数据筛查并更正数据涉及 324 人,更正率为 0.50%。2023 年全市中招体检学生 107 720 人,体检数据筛查并更正数据涉及 369 人,更正率为 0.34%。

4. 数据来源

本报告列出了高招体检、中招体检、公务员录用体检、机动车驾驶员体检、残疾人机动轮椅车驾驶员体检、教师资格认定体检和药品从业人员体检相关统计数据。因相关政策要求,北京市征兵体检统计资料不包含在报告中。

专项体检统计数据主要来源于两部分:根据北京市卫生健康委员会有关文件要求,高招体检和中招体检使用统一配发软件,收集体检个案信息;机动车驾驶员体检、残疾人机动轮椅车驾驶员体检、教师资格认定体检和药品从业人员体检,采用统计报表形式上报体检统计数据。公务员录用体检个案数据收集工作继续推动中。

第二章

体检服务资源

一、健 康 体 检

（一）医疗机构情况

2023 年北京市开展健康体检的医疗机构为 292 家，比 2022 年增加了 8 家机构。2023 年开展健康体检的医疗机构，按机构所在区划分，其中城六区（东城区、西城区、朝阳区、海淀区、丰台区和石景山区）204 家，占机构总数的 69.86%；其他地区 88 家，占机构总数的 30.14%，机构数量排在前三位的区为海淀区、朝阳区、西城区。（表 2-1 ）。

表 2-1　2023 年北京市各区开展健康体检医疗机构情况　　　　　　　　（单位：家）

各区	机构数	与 2022 年比较机构数变化	每 10 万常住人口拥有开展健康体检医疗机构数
合计	292	8↑	1.34
西城区	37	1↓	3.36
东城区	21	1↓	2.98
海淀区	59	3↑	1.89
石景山区	10	—	1.78
延庆区	6	1↑	1.74
朝阳区	55	—	1.60
密云区	6	—	1.14
怀柔区	5	1↑	1.14
丰台区	22	2↑	1.09
平谷区	4	—	0.88
大兴区	17	3↑	0.85
昌平区	19	2↑	0.84
门头沟区	3	—	0.76
顺义区	9	1↑	0.68
房山区	8	—	0.61
通州区	11	1↑	0.60

注：（1）按每 10 万常住人口拥有开展健康体检医疗机构数降序排列。

　　（2）常住人口数据来源于北京市统计局发布的 2022 年常住人口。

　　（3）一表示无变化。

全市 292 家开展健康体检的医疗机构，包括 159 家医院、8 家妇幼保健院、104 家门诊部和诊所、14 家社区卫生服务中心、6 家健康体检中心、1 家其他卫生机构（表 2-2）。医院中三级医院 82 家，占机构总数的 28.08%；二级医院 47 家，占机构总数的 16.10%；一级医院 28 家，占机构总数的 9.59%，未评级医院 2 家，占机构总数的 0.68%。

表 2-2 2023 年北京市各类、各级开展健康体检医疗机构数

类别、级别	机构数/家
合计	292
医院	159
三级	82
二级	47
一级	28
未评级	2
妇幼保健院	8
门诊部、诊所	104
社区卫生服务中心	14
健康体检中心	6
其他卫生机构	1

全市 292 家开展健康体检的医疗机构，其中非营利性医疗机构 157 家，与 2022 年相比增加了 10 家，占机构总数的 53.77%；营利性医疗机构 135 家，与 2022 年相比减少了 2 家，占机构总数的 46.23%（图 2-1）。非营利性医疗机构数量排在前三位的区为海淀区、西城区、朝阳区；营利性医疗机构数量排在前三位的区为朝阳区、海淀区、西城区。

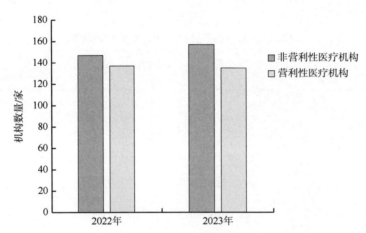

图 2-1 2022 年及 2023 年北京市各类经营性质医疗机构数

（二）人力资源情况

2023 年北京市 286 家开展健康体检的医疗机构的人力资源数据显示，2023 年北京市从事健康体检业务人员共 17 082 人，其中卫生技术人员 14 622 人，包括执业（助理）医师、注册护士、检验技师、影像技师和其他卫生技术人员。

1. 按地区分布

北京市从事健康体检的卫生技术人员中，城六区卫生技术人员 10 740 人，占全市总数的 73.45%，其他地区卫生技术人员 3882 人，占全市总数的 26.55%。全市从事健康体检的卫生技术人员数排在前三位的区为海淀区、朝阳区、西城区（表 2-3、图 2-2）。

表 2-3 2023 年北京市各区从事健康体检卫生技术人员情况 （单位：人）

各区	卫生技术人员数量	执业（助理）医师数量	注册护士数量	检验技师数量	影像技师数量	其他卫生技术人员数量
合计	14 622	7 246	4 807	1 184	916	469
东城	1 003	491	332	79	76	25
西城	2 007	921	674	206	159	47

续表

各区	卫生技术人员数量	执业（助理）医师数量	注册护士数量	检验技师数量	影像技师数量	其他卫生技术人员数量
朝阳	3 116	1 456	1 103	284	153	120
丰台	1 084	540	386	54	48	56
石景山	399	193	130	46	28	2
海淀	3 131	1 652	954	222	192	111
门头沟	139	63	43	23	9	1
房山	373	210	88	36	33	6
通州	569	309	187	39	27	7
顺义	441	233	151	29	27	1
昌平	844	388	309	48	56	43
大兴	768	412	224	64	56	12
平谷	120	60	43	9	8	0
怀柔	121	59	40	8	10	4
密云	304	142	79	24	26	33
延庆	203	117	64	13	8	1

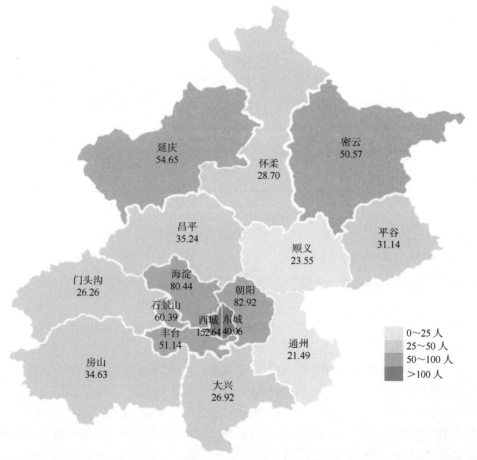

图 2-2　2023 年北京市各区每 10 万常住人口拥有从事健康体检的卫生技术人员分布情况

2. 按类别、级别分布

北京市从事健康体检的卫生技术人员中，三级医院 4137 人，占全市总数的 28.29%；二级医院 2203 人，占全市总数的 15.07%；一级医院 1350 人，占全市总数的 9.23%；未评级医院 84 人，占全市总数的 0.57%；妇幼保健院 199 人，占全市总数的 1.36%；门诊部和诊所 5638 人，占全市总数的 38.56%；社区卫生服务中心 554 人，占全市总数的 3.79%；健康体检中心 408 人，占全市总数的 2.79%；其他卫生机构 49 人，占全市总数的 0.34%（表 2-4）。

表 2-4　2023 年北京市不同类别医疗机构从事健康体检的卫生技术人员构成情况

机构类别、级别	卫生技术人员数量/人	执业（助理）医师构成比/%	注册护士构成比/%	检验技师构成比/%	影像技师构成比/%	其他卫生技术人员构成比/%
合计	14 622	49.56	32.88	8.10	6.26	3.21
医院	7 774	48.51	30.15	10.93	6.96	3.45
三级	4 137	46.60	28.79	12.88	8.00	3.72
二级	2 203	51.79	29.46	9.85	6.63	2.27
一级	1 350	48.22	35.26	7.19	4.59	4.74
未评级	84	60.71	33.33	3.57	2.38	0.00
妇幼保健院	199	49.75	30.65	11.06	6.03	2.51
门诊部、诊所	5 638	50.46	36.86	4.29	5.39	3.00
社区卫生服务中心	554	55.60	27.62	7.76	6.50	2.53
健康体检中心	408	48.53	37.75	5.39	5.15	3.19
其他卫生机构	49	51.02	34.69	10.20	4.08	0.00

注：表内小数末尾数字有修约，余表同。

3. 按经营性质分布

北京市从事健康体检的卫生技术人员中非营利性医疗机构 7514 人，占全市总数的 51.39%；营利性医疗机构 7108 人，占全市总数的 48.61%（表 2-5）。

表 2-5　2023 年北京市不同经营性质医疗机构从事健康体检的卫生技术人员构成情况

机构性质	卫生技术人员数量/人	执业（助理）医师构成比/%	注册护士构成比/%	检验技师构成比/%	影像技师构成比/%	其他卫生技术人员构成比/%
合计	14 622	49.56	32.88	8.10	6.26	3.21
非营利性医疗机构	7 514	49.60	29.39	10.91	7.09	3.01
营利性医疗机构	7 108	49.51	36.56	5.12	5.39	3.42

二、专项体检

（一）医疗机构情况

专项体检工作由相关行业主管部门会同卫生健康行政部门制定政策，统一管理。承接专项体检的相关医疗机构由北京市卫生健康委员会核定，无特殊原因不会发生变更。2023 年北京市承担专项体检的医疗机构共 120 家（注：因一家医疗机构可能承担多项专项体检任务，故机构总数不等于下述各单项机构数相加总和），其中承担高招体检的医疗机构 23 家、中招体检医疗机构 18 家（其中，北京市体检中心承接了朝阳区、丰台区和西城区的中小学卫生保健所委托的中招体检任务）、机动车驾驶员体检医疗机构 99 家、公务员录用体检医疗机构 24 家、教师资格认定体检医疗机构 19 家、药品从业人员体检医疗机构 19 家、残疾人机动轮椅车驾驶员体检医疗机构 19 家（表 2-6）。

表 2-6　2023 年北京市各区承担专项体检的医疗机构数　　　　（单位：家）

所在区	各专项体检医疗机构数						
	高招体检	中招体检	机动车驾驶员体检	公务员录用体检	教师资格认定体检	药品从业人员体检	残疾人机动轮椅车驾驶员体检
合计	23	18	99	24	19	19	19
东城	2	1	6	4	2	2	2
西城	3	1	11	3	3	3	3
朝阳	1	1	14	4	1	1	1

所在区	各专项体检医疗机构数						
	高招体检	中招体检	机动车驾驶员体检	公务员录用体检	教师资格认定体检	药品从业人员体检	残疾人机动轮椅车驾驶员体检
海淀	2	1	14	1	1	1	1
丰台	1	1	9	1	1	1	1
石景山	2	2	4	1	1	1	1
门头沟	1	1	2	1	1	1	1
房山	3	2	4	1	1	1	1
通州	1	1	4	1	1	1	1
顺义	1	1	5	1	1	1	1
昌平	1	1	8	1	1	1	1
大兴	1	1	5	1	1	1	1
怀柔	1	1	4	1	1	1	1
平谷	1	1	3	1	1	1	1
密云	1	1	3	1	1	1	1
延庆	1	1	3	1	1	1	1

（二）人力资源情况

人力资源可以体现医疗机构的技术能力，可间接反映其工作状态、压力、效率和质量情况。高招、中招体检管理严格，对医务人员的经验、能力要求较健康体检更高。通过汇总全市高招、中招体检"人员登记表"，可以了解全市承担这两类体检工作的医护人员情况，可为医疗机构合理调配医护人员提供参考。其他专项体检的人力资源情况，目前除机动车驾驶员体检的医师采取全市备案管理外，公务员录用体检、教师资格认定体检、药品从业人员体检和残疾人机动轮椅车驾驶员体检的人力资源统计口径与健康体检要求基本一致。

1. 高招体检医护人员构成情况

按医护合计人数降序排列，北京市高招体检医护人员构成情况见表2-7。

表2-7　2023年北京市高招体检各区医疗机构医护人员构成情况　（单位：人）

所在区（地）	机构名称	医护人员构成				
		合计	高级职称	中级职称	初级职称	注册护士
合计		925	232	308	112	273
海淀	北京市中关村医院	67	19	21	2	25
朝阳	北京市体检中心	65	7	12	1	45
东城	北京市第六医院	63	15	21	1	26
海淀	北京中西医结合医院	61	17	21	15	8
西城	北京市宣武中医医院	55	16	20	15	4
石景山	北京市石景山医院	53	17	14	7	15
平谷	北京市平谷区医院	53	20	11	1	21
迁安	首钢矿山医院	44	4	21	4	15
朝阳	北京市第一中西医结合医院	42	11	16	8	7
顺义	北京市中医医院顺义医院	40	9	15	10	6
房山	北京市房山区第一医院	36	7	13	7	9
房山	北京燕化医院	35	12	9	7	7
西城	北京市第二医院	35	10	10	0	15

续表

所在区（地）	机构名称	医护人员构成				
		合计	高级职称	中级职称	初级职称	注册护士
通州	首都医科大学附属北京潞河医院	35	6	11	7	11
丰台	北京丰台医院	34	9	21	1	3
密云	北京市密云区医院	31	7	10	7	7
延庆	北京市延庆区医院	30	9	8	4	9
东城	北京市普仁医院	29	7	9	4	9
大兴	北京市大兴区人民医院	27	5	13	1	8
昌平	北京市昌平区医院	25	7	5	3	10
房山	北京市房山区良乡医院	23	3	10	5	5
怀柔	北京怀柔医院	22	11	8	1	2
门头沟	北京市门头沟区医院	20	4	9	1	6

2. 中招体检医护人员构成情况

按医护合计人数降序排列，各区中招体检医护人员构成情况见表 2-8。

表 2-8　2023 年北京市各区中招体检医疗机构医护人员构成情况　　　（单位：人）

所在区（地）	机构名称	医护人员构成				
		合计	高级职称	中级职称	初级职称	注册护士
合计		513	48	179	87	199
朝阳*	北京市体检中心马甸部	65	7	12	1	45
海淀	北京市海淀区体育运动与卫生健康促进中心	47	3	4	13	27
迁安	首颐矿山医院	44	4	21	4	15
通州	北京市通州区中小学卫生保健所	40	0	16	8	16
西城*	北京市体检中心航天桥门诊部	34	2	12	0	20
东城	北京市东城区中小学卫生保健所	30	2	13	6	9
丰台*	北京市体检中心丰台部	26	4	9	1	12
昌平	北京市昌平区医院	25	7	5	3	10
房山	北京市房山区燕山医院	24	4	4	7	9
房山	北京市房山区中小学卫生保健所	24	1	6	12	5
石景山	北京市石景山区中小学卫生保健所	24	1	8	7	8
延庆	北京市延庆区中小学卫生保健站	22	3	13	5	1
平谷	北京市平谷区中小学卫生保健所	21	3	8	2	8
门头沟	北京市门头沟区中小学卫生保健所	20	4	9	1	6
密云	北京市密云区中小学卫生保健所	19	0	14	5	0
大兴	北京市大兴区学生体育健康中心	17	1	13	2	1
顺义	北京市顺义区中小学卫生保健所	17	1	5	5	6
怀柔	北京市怀柔区中小学卫生保健所	14	1	7	5	1

*北京市体检中心马甸部、丰台部及航天桥门诊部分别承接了朝阳区、丰台区和西城区中小学保健所委托的中招体检任务。

第三章

体检工作概况

一、健 康 体 检

本报告中健康体检的受检人群为 18 岁及以上成人。本章的统计数据主要来源于"健康体检阳性记录统计表（男/女）"（京卫体 G1-16-1 表、京卫体 G1-16-2 表），该表由北京市体检质量控制和改进中心专家组审核并制定，由北京市统计局审批。"健康体检阳性记录统计表（男）"包括 28 项检查项目，104 个异常指标；"健康体检阳性记录统计表（女）"包括 32 项检查项目，135 个异常指标。

2023 年北京市 292 家开展健康体检的医疗机构中采集到 239 家机构的健康体检数据，健康体检共计 6 476 587 人次。

（一）各区情况

2023 年，城六区体检 5 352 715 人次，占体检总量的 82.65%；其他地区体检 1 123 872 人次，占体检总量的 17.35%。健康体检人次排名前五位的区为海淀区（1 700 803 人次）、朝阳区（1 663 304 人次）、丰台区（686 764 人次）、西城区（595 609 人次）、东城区（547 513 人次），共占到体检总量的 80.20%（表 3-1）。

表 3-1　2023 年北京市各区健康体检数量　　　　（单位：人次）

各区	健康体检数量	每千常住人口参加健康体检数量
合计	6 476 587	296.51
东城	547 513	777.72
海淀	1 700 803	544.43
西城	595 609	541.46
朝阳	1 663 304	483.24
丰台	686 764	341.33
石景山	158 722	281.92
平谷	68 122	149.39
怀柔	57 387	130.72
延庆	42 223	122.74
门头沟	46 553	117.56
大兴	222 459	111.73
通州	205 503	111.50
顺义	145 224	109.60
昌平	187 145	82.55
房山	106 876	81.52
密云	42 380	80.57

注：按每千常住人口参加健康体检人次数降序排列。

（二）非营利性和营利性医疗机构情况

2023 年，非营利性医疗机构体检 2 180 686 人次，占体检总量的 33.67%，各机构年平均健康体检 13 890 人次；营利性医疗机构体检 4 295 901 人次，占体检总量的 66.33%，各机构年平均健康体检 31 821 人次（图 3-1）。

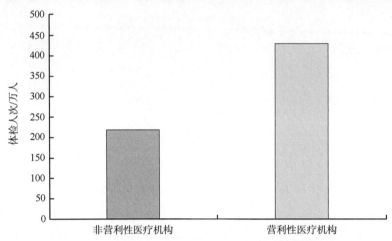

图 3-1　2023 年北京市各经营性质医疗机构健康体检人数

（三）各类别、级别情况

2023 年，北京市各医院中三级医院年平均健康体检 20 352 人次，二级医院年平均健康体检 11 120 人次，一级医院年平均健康体检 16 649 人次。妇幼保健院年平均健康体检 18 156 人次，门诊部和诊所年平均健康体检 44 796 人次，社区卫生服务中心年平均健康体检 6334 人次，健康体检中心年平均健康体检 15 340 人次，其他卫生机构年平均健康体检 13 596 人次（表 3-2）。

表 3-2　2023 年北京市各类、各级医疗机构年平均健康体检数量

类别、级别	机构数/家	体检数量/人次	占体检总量的比率/%	各机构年平均健康体检量/人次
合计	239	6 476 587	100	27 327
医院	127	2 220 812	34.29	17 350
三级	75	1 526 412	23.57	20 352
二级	33	378 075	5.84	11 120
一级	19	316 325	4.88	16 649
未评级	0	0	0.00	0
妇幼保健院	6	108 933	1.68	18 156
门诊部、诊所	89	3 986 869	61.56	44 796
社区卫生服务中心	11	69 675	1.08	6 334
健康体检中心	5	76 702	1.18	15 340
其他卫生机构	1	13 596	0.21	13 596

（四）各年龄组情况

2023 年北京市各年龄组健康体检人数中以 30～39 岁年龄组最多，占体检总量的 29.13%（表 3-3）。

表 3-3　2022 年及 2023 年北京市各年龄组健康体检数量　　　　　　（单位：人次）

年龄组/岁	2022 年体检数量	2023 年体检数量
合计	5 161 891	6 476 587
18～29	1 031 870	1 181 017
30～39	1 547 922	1 886 882

年龄组/岁	2022 年体检数量	2023 年体检数量
40~49	1 095 431	1 437 132
50~59	800 253	1 028 163
60~69	429 681	568 762
70~79	186 173	266 322
≥80	70 561	108 309

二、专 项 体 检

2023 年北京市专项体检共计 586 085 人，相比 2022 年增加 74 829 人，增加了 14.64%。

（一）高招体检

2023 年北京市共完成高招体检 64 616 人，与 2022 年相比增加 10 786 人，增加了 20.04%。各高招体检医疗机构日均服务量见表 3-4。

表 3-4　2023 年北京市各高招体检医疗机构日均服务量

机构名称	体检时间/天	总服务量/人	日均服务量/人
北京市体检中心	18	3 194	177
北京市第六医院	7	3 833	548
北京市普仁医院	8	1 904	238
北京市第二医院	9	3 287	366
北京市宣武中医医院	6	2 064	344
北京市第一中西医结合医院	13	6 647	512
北京市中关村医院	11	8 581	781
北京中西医结合医院	10	5 778	578
北京丰台医院	19	3 749	198
北京市石景山医院	5	1 588	318
首颐矿山医院	2	258	129
北京市门头沟区医院	7	1 106	158
北京市房山区第一医院	6	1 375	230
北京市房山区良乡医院	6	1 679	280
北京燕化医院	2	417	209
首都医科大学附属北京潞河医院	7	3 600	515
北京中医医院顺义医院	7	3 134	448
北京市昌平区医院	9	2 722	303
北京市大兴区人民医院	8	2 759	345
北京怀柔医院	7	1 431	205
北京市平谷区医院	6	1 765	295
北京市密云区医院	15	2 352	157
北京市延庆区医院	7	1 393	199
平均值	9	—	328

注：各机构日均服务量≤20 人的体检日数据已剔除。

日均服务量与各区高招规模、医疗机构人力资源情况直接相关，亦可间接反映高招指定医疗机构工作压力情况。

（二）中招体检

2023 年北京市共有 107 720 人参加中招体检，与 2022 年相比增加 6921 人，增加了 6.87%。各中招体检医疗机构日均服务量见表 3-5。

表 3-5　2023 年北京市各中招体检医疗机构日均服务量

机构名称	体检时间/天	总服务量/人	日均服务量/人
北京市东城区中小学卫生保健所	18	7 857	437
北京市体检中心航天桥门诊部	26	12 154	468
北京市体检中心马甸部	45	14 276	318
北京市海淀区体育运动与卫生健康促进中心	32	22 014	688
北京市体检中心丰台部	24	7 981	333
北京市石景山区中小学卫生保健所	13	2 407	186
首颐矿山医院	3	290	97
北京市门头沟区中小学卫生保健所	9	1 472	164
北京市房山区中小学卫生保健所	22	5 701	260
北京市房山区燕山医院	6	561	94
北京市通州区中小学卫生保健所	17	6 994	412
北京市顺义区中小学卫生保健所	13	5 216	402
北京市昌平区医院	23	5 559	242
北京市大兴区学生体育健康中心	16	5 228	327
北京市怀柔区中小学卫生保健所	14	2 364	169
北京市平谷区中小学卫生保健所	8	2 486	311
北京市密云区中小学卫生保健所	30	3 309	111
北京市延庆区中小学卫生保健站	6	1 851	309
平均值	18	—	332

注：各区日均服务量≤20 人的体检日数据已剔除。北京市体检中心马甸部、丰台部及航天桥门诊部分别承接了朝阳区、丰台区和西城区中小学卫生保健所委托的中招体检任务，表中三区的日均服务量为北京市体检中心三个分院的数据。

各区中招规模、医疗机构人力资源情况与日均服务量相关，亦可间接反映中招体检各区工作压力情况。

（三）机动车驾驶员体检

2023 年北京市机动车驾驶员体检 352 697 人，与 2022 年相比人数增加 35 907 人，增加了 11.33%。体检量排名前五位的区为顺义区（59 540 人）、房山区（49 411 人）、海淀区（41 238 人）、大兴区（38 421 人）、东城区（31 095 人），以上地区体检总量占全市机动车驾驶员体检总量的 62.29%（图 3-2）。

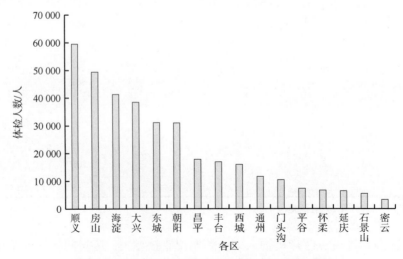

图 3-2　2023 年北京市各区机动车驾驶员体检量

（四）公务员录用体检

依据相关文件规定，北京市 24 家承担公务员录用体检工作的医疗机构应在做好公务员录检信息化系统建设的同时，落实数据统计上报工作。目前该项工作仍在逐步推进中。2023 年 17 家医疗机构已完成公务员录用体检信息化系统的安装工作；北京市体检中心、房山区良乡医院和怀柔区医院落实了数据统计上报工作。下一步卫生健康行政部门会持续关注，督促公务员录用体检医疗机构落实相关工作，完善统计数据。

（五）教师资格认定体检

2023 年北京市教师资格认定体检 43 222 人，与 2022 年相比增加 14 999 人，增加了 53.14%。体检量排名前五位的区为海淀区（14 034 人）、丰台区（6382 人）、朝阳区（5278 人）、西城区（2986 人）、房山区（2875 人），以上地区体检总量占全市教师资格认定体检总量的 73.01%（图 3-3）。

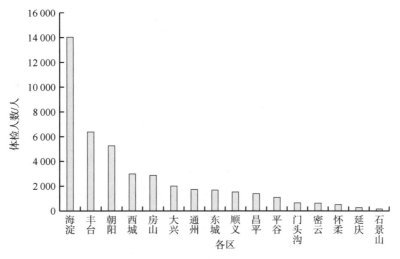

图 3-3　2023 年北京市各区教师资格认定体检量

（六）药品从业人员体检

2023 年北京市药品从业人员体检 9953 人，与 2022 年相比增加 794 人，增加了 8.67%。体检量排名前五位的区为西城区（2010 人）、东城区（1652 人）、丰台区（1269 人）、顺义区（1058 人）、大兴区（948 人），以上地区体检总量占全市药品从业人员体检总量的 69.70%（图 3-4）。

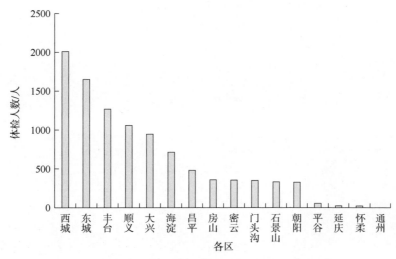

图 3-4　2023 年北京市各区药品从业人员体检量

（七）残疾人机动轮椅车驾驶员体检

2023 年北京市残疾人机动轮椅车驾驶员体检 7877 人，与 2022 年相比增加 5422 人，增加了 220.86%。体检量排名前五位的区为丰台区（1823 人）、西城区（1357 人）、朝阳区（834 人）、东城区（531 人）、大兴区（515 人），以上地区体检总量占全市残疾人机动轮椅车驾驶员体检总量的 64.24%（图 3-5）。

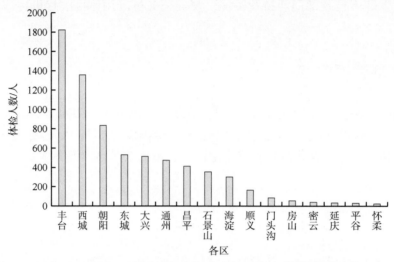

图 3-5　2023 年北京市各区残疾人机动轮椅车驾驶员体检量

第四章

体征检出情况

一、专项体检体征检出情况

（一）高招体检情况

依据高招体检政策文件，涉及体检是否合格的判定标准有 6 条，涉及专业受限的标准有 5 条。下文中，完全合格人数指高招体检项目完全合格，且无专业受限的人数；基本合格人数指依据体检标准在合格范围内，但是存在专业受限的人数。2023 年北京市参加高招体检的人数为 64 616 人，男生 32 605 人，女生 32 011 人。高招体检中完全合格 8240 人，占总体检人数的 12.75%；基本合格 56 371 人，占总体检人数的 87.24%；不合格 5 人，占总体检人数的 0.01%（表 4-1）。不合格原因主要为肺结核。

表 4-1　2023 年北京市高招体检总体情况　　　　　　　　　　　　（单位：人）

体检情况	合计	男生人数	女生人数
	64 616	32 605	32 011
完全合格	8 240	5 135	3 105
基本合格	56 371	27 468	28 903
不合格	5	2	3

2023 年北京市高招体检异常指标检出率前五位为视力不良、超重、肥胖、体重过轻、身高不足。近年来，视力和体重问题一直居阳性体征高位，其中视力不良问题最为突出。提示应进一步加强健康管理，通过线上线下相结合的方式，积极宣传推广预防青少年近视的科普知识，提升眼保健意识，科学防控近视，护航青少年眼健康。

2023 年北京市高招体检中检出视力不良 56 111 人，视力不良检出率为 86.84%。其中，2023 年全市男生视力不良检出率较 2022 年下降了 1.70%，女生视力不良检出率下降了 1.28%。各区情况中，男生视力不良检出率高于全市平均线的区为丰台区、朝阳区、通州区、西城区、大兴区、海淀区、怀柔区和石景山区，其中丰台区检出率最高；女生视力不良检出率高于全市平均线的区为通州区、密云区、怀柔区、西城区、大兴区、朝阳区、丰台区、延庆区和房山区，其中通州区检出率最高（表 4-2）。

表 4-2　2023 年北京市各区高招体检视力不良检出情况

各区	男生检出情况		各区	女生检出情况	
	人数/人	检出率/%		人数/人	检出率/%
全市	27 208	83.45	全市	28 903	90.23
丰台	1 644	86.85	通州	1 715	92.75
朝阳	2 813	86.34	密云	1 062	92.27
通州	1 530	85.81	怀柔	626	92.19
西城	3 350	85.52	西城	3 422	91.57
大兴	1 416	84.79	大兴	1 553	91.51

各区	男生检出情况		各区	女生检出情况	
	人数/人	检出率/%		人数/人	检出率/%
海淀	6 422	84.20	朝阳	3 107	91.30
怀柔	637	83.93	丰台	1 717	91.18
石景山	768	83.57	延庆	646	90.60
东城	2 324	82.24	房山	1 630	90.51
密云	991	82.10	东城	2 641	90.17
房山	1 384	81.99	昌平	1 243	89.10
延庆	558	81.58	海淀	6 097	88.98
顺义	1 236	80.36	石景山	830	88.87
昌平	1 032	77.01	门头沟	475	87.96
门头沟	437	76.40	顺义	1 410	87.80
平谷	666	72.16	平谷	729	86.48

注：按男女视力不良检出率降序排列。

　　2023 年北京市高招体检男生平均身高 177cm，女生平均身高 164cm。较 2022 年度男、女生平均身高基本持平。其中，男生平均身高低于全市平均水平的区为延庆区，女生平均身高低于全市平均水平的区也为延庆区（表 4-3）。

表 4-3　2023 年北京市各区高招体检考生平均身高　　　　　　　　　（单位：cm）

各区	男生平均身高	各区	女生平均身高
全市	177	全市	164
西城	179	东城	166
朝阳	178	西城	166
东城	178	丰台	165
丰台	178	海淀	165
海淀	178	怀柔	165
石景山	178	昌平	164
昌平	177	朝阳	164
大兴	177	大兴	164
房山	177	房山	164
怀柔	177	门头沟	164
门头沟	177	密云	164
密云	177	平谷	164
平谷	177	石景山	164
顺义	177	顺义	164
通州	177	通州	164
延庆	176	延庆	163

注：按男女平均身高降序排列。

　　2023 年北京市高招体检检出男生超重、肥胖 16 000 人，全市男生平均超重、肥胖检出率 49.07%。男生超重、肥胖检出率较 2022 年上升 3.02%。各区情况：男生超重、肥胖检出率高于全市平均水平的区为顺义区、石景山区、密云区、平谷区、门头沟区、怀柔区、房山区、朝阳区和昌平区。2023 年北京市高招体检检出女生超重、肥胖 9202 人，全市女生平均超重、肥胖检出率 28.75%。女生超重、肥胖检出率较 2022 年下降 0.43%。各区情况：女生超重、肥胖检出率高于全市平均水平的区为房山区、密云区、平谷区、石景山区、门头沟区、顺义区、怀柔区、大兴区、昌平区、通州区和朝阳区（表4-4、表4-5）。

表4-4 2023年北京市各区高招体检男生超重、肥胖检出情况

各区	超重人数/人	肥胖人数/人	体检总人数/人	超重、肥胖率/%
全市	8 117	7 883	32 605	49.07
顺义	418	454	1 538	56.70
石景山	243	277	919	56.58
密云	292	379	1 207	55.59
平谷	226	279	923	54.71
门头沟	156	155	572	54.37
怀柔	188	217	759	53.36
房山	400	497	1 688	53.14
朝阳	857	873	3 258	53.10
昌平	377	299	1 340	50.45
通州	427	448	1 783	49.07
丰台	443	485	1 893	49.02
延庆	165	163	684	47.95
大兴	382	418	1 670	47.90
海淀	1 924	1632	7 627	46.62
东城	660	596	2 826	44.44
西城	959	711	3 918	42.63

表4-5 2023年北京市各区高招体检女生超重、肥胖检出情况

各区	超重人数/人	肥胖人数/人	体检总人数/人	超重、肥胖率/%
全市	5 332	3 870	32 011	28.75
房山	356	288	1 801	35.76
密云	207	202	1 151	35.53
平谷	161	138	843	35.47
石景山	176	154	934	35.33
门头沟	111	69	540	33.33
顺义	296	236	1 606	33.13
怀柔	105	115	679	32.40
大兴	294	243	1 697	31.64
昌平	235	205	1 395	31.54
通州	329	239	1 849	30.72
朝阳	603	441	3 403	30.68
延庆	93	107	713	28.05
丰台	276	221	1 883	26.39
东城	461	283	2 929	25.40
海淀	1 094	583	6 852	24.47
西城	535	346	3 736	23.58

2023年北京市高招体检全市检出肺结核4例。较上年度减少4例。汇总2019～2023年五年肺结核检出情况如下（图4-1）。

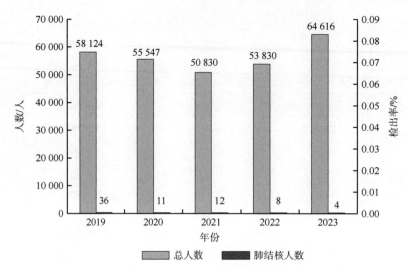

图 4-1　2019～2023 年北京市高招体检肺结核检出情况

2023 年北京市高招体检共检出转氨酶异常[丙氨酸氨基转移酶（ALT）异常]2143 例，较上一年度增加 749 例。2019～2023 年五年 ALT 异常检出情况如下（图 4-2）。

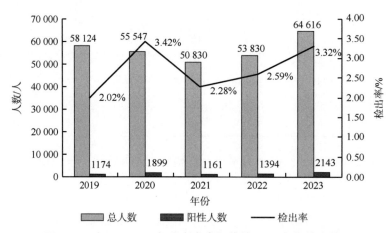

图 4-2　2019～2023 年北京市高招体检 ALT 异常检出情况

（二）中招体检情况

依据中招体检政策文件，下文中完全合格人数指中招体检项目完全合格，且无专业受限的人数；基本合格人数指依据体检标准在合格范围内，但是存在专业受限的人数。2023 年北京市参加中招体检的人数为107 720 人，男生 56 190 人，女生 51 530 人。中招体检中完全合格 19 342 人，占总体检人数的 17.96%；基本合格 88 373 人，占总体检人数的 82.04%；不合格 5 人，占总体检人数的 0.01%。不合格原因均为肺结核（表 4-6）。

表 4-6　2023 年北京市中招体检总体情况　　　　　　　　　　　　　　（单位：人）

体检情况	合计	男生人数	女生人数
	107 720	56 190	51 530
完全合格	19 342	11 488	7 854
基本合格	88 373	44 699	43 674
不合格	5	3	2

2023 年北京市中招体检异常指标检出率前五位为视力不良、肥胖、超重、色觉异常、身高不足。近年来，视力和体重问题一直居阳性体征高位，其中视力不良问题最为突出。针对青少年视力不良问题，建议进一步加强青少年健康宣教，积极宣传推广预防青少年近视的科普知识，鼓励青少年科学用眼，做好日常

眼部保健，科学防控近视。

　　2023 年北京市中招体检检出视力不良 87 233 人，视力不良检出率为 80.98%。其中，男生视力不良检出率较 2022 年上升 0.14%，女生视力不良检出率下降 1.36%。各区情况中，男生视力不良检出率高于全市平均线的区为怀柔区、通州区、石景山区、顺义区、海淀区、朝阳区和平谷区，其中怀柔区检出率最高；女生视力不良检出率高于全市平均线的区为石景山区、通州区、平谷区、顺义区、怀柔区、朝阳区、海淀区、丰台区和房山区，其中石景山区检出率最高（表 4-7）。

表 4-7　2023 年北京市各区中招体检视力不良检出情况

各区	男生情况		各区	女生情况	
	人数/人	检出率/%		人数/人	检出率/%
全市	43 754	77.87	全市	43 479	84.38
怀柔	1 059	84.65	石景山	1 156	90.10
通州	3 020	84.40	通州	3 058	89.44
石景山	1 176	83.17	平谷	1 083	88.77
顺义	2 205	80.95	顺义	2 178	87.33
海淀	9 402	80.30	怀柔	969	87.06
朝阳	5 830	79.12	朝阳	5 877	85.91
平谷	993	78.44	海淀	8 822	85.49
房山	2 505	77.29	丰台	2 810	85.05
丰台	2 795	77.19	房山	2 565	84.82
大兴	2 538	76.86	大兴	2 531	84.37
门头沟	556	74.63	门头沟	613	84.32
延庆	682	74.29	延庆	784	83.76
西城	4 686	73.68	昌平	2 185	81.32
东城	3 040	73.50	西城	4 615	79.53
昌平	2 088	72.68	密云	1 286	79.04
密云	1 179	70.01	东城	2 947	78.94

注：按男女视力不良检出率降序排列。

　　2023 年北京市中招体检男生平均身高 175cm，女生平均身高 164cm，与 2022 年度男、女生身高平均值基本持平。其中，男生平均身高低于全市平均水平的区为房山区、怀柔区、门头沟区、顺义区、通州区、延庆区和平谷区；女生平均身高低于全市平均水平的区为大兴区、房山区、怀柔区、顺义区、延庆区、平谷区和通州区（表 4-8）。

表 4-8　2023 年北京市中招体检各区考生平均身高　　　　　　　　　　（单位：cm）

各区	男生平均身高	各区	女生平均身高
全市	175	全市	164
丰台	176	西城	165
石景山	176	昌平	164
西城	176	朝阳	164
昌平	175	东城	164
朝阳	175	丰台	164
大兴	175	海淀	164
东城	175	门头沟	164
海淀	175	密云	164
密云	175	石景山	164
房山	174	大兴	163

各区	男生平均身高	各区	女生平均身高
怀柔	174	房山	163
门头沟	174	怀柔	163
顺义	174	顺义	163
通州	174	延庆	163
延庆	174	平谷	162
平谷	173	通州	162

注：按男女平均身高降序排列。

2023 年北京市中招体检检出男生超重、肥胖 21 586 人，全市男生平均超重、肥胖检出率 38.42%。男生超重、肥胖检出率较 2022 年上升 3.82%。各区情况：检出率高于全市平均水平的区为怀柔区、顺义区、门头沟区、平谷区、密云区、石景山区、通州区、昌平区、丰台区、房山区和大兴区。2023 年北京市中招体检检出女生超重、肥胖 12 161 人，全市女生平均超重、肥胖检出率 23.60%。女生超重、肥胖检出率较 2022 年上升 0.52%。各区情况：检出率高于全市平均水平的区为平谷区、怀柔区、顺义区、密云区、门头沟区、通州区、房山区、昌平区、延庆区、石景山区、大兴区和丰台区（表 4-9、表 4-10）。

表 4-9　2023 年北京市各区中招体检男生超重、肥胖检出情况

各区	超重人数/人	肥胖人数/人	体检总人数/人	超重、肥胖率/%
全市	8 503	13 083	56 190	38.42
怀柔	186	404	1 251	47.16
顺义	410	839	2 724	45.85
门头沟	108	231	745	45.50
平谷	207	368	1 266	45.42
密云	263	495	1 684	45.01
石景山	232	388	1 414	43.85
通州	492	956	3 578	40.47
昌平	443	714	2 873	40.27
丰台	559	874	3 621	39.57
房山	486	786	3 241	39.25
大兴	447	831	3 302	38.70
朝阳	1 084	1 697	7 369	37.74
延庆	124	219	918	37.36
东城	616	908	4 136	36.85
西城	1 023	1 294	6 360	36.43
海淀	1 823	2 079	11 708	33.33

表 4-10　2023 年北京市各区中招体检女生超重、肥胖检出情况

各区	超重人数/人	肥胖人数/人	体检总人数/人	超重、肥胖率/%
全市	6 105	6 056	51 530	23.60
平谷	170	233	1 220	33.03
怀柔	159	197	1 113	31.99
顺义	347	400	2 494	29.95
密云	203	281	1 627	29.75
门头沟	97	113	727	28.89
通州	461	505	3 419	28.25
房山	346	438	3 024	25.93

续表

各区	超重人数/人	肥胖人数/人	体检总人数/人	超重、肥胖率/%
昌平	333	352	2 687	25.49
延庆	116	121	936	25.32
石景山	160	156	1 283	24.63
大兴	335	379	3 000	23.80
丰台	372	412	3 304	23.73
朝阳	795	733	6 841	22.34
东城	447	341	3 733	21.11
西城	654	518	5 803	20.20
海淀	1 110	877	10 319	19.26

2023 年北京市中招体检检出肺结核 5 例，较上一年度减少 2 例。2019～2023 年五年肺结核检出情况如下（图 4-3）。

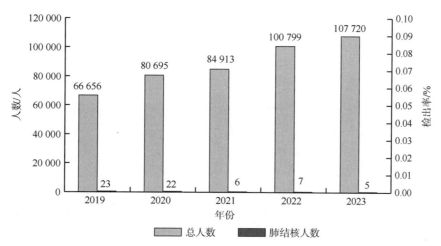

图 4-3　2019～2023 年北京市中招体检肺结核检出情况

2023 年北京市中招体检共检出 ALT 异常 1466 例，较上一年度增加 624 例。2019～2023 年五年 ALT 异常检出情况如下（图 4-4）。

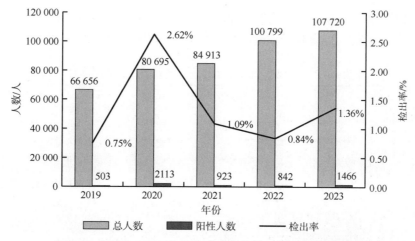

图 4-4　2019～2023 年北京市中招体检 ALT 异常检出情况

有研究表明，超重、肥胖可导致脂肪代谢紊乱，异常增高的代谢产物如游离脂肪酸等具有极强的细胞毒性，可损害细胞膜、线粒体等重要的细胞器，导致细胞肿胀、变性、坏死等，并直接影响肝脏细胞的再生，促进肝纤维化；反之，肝细胞的损害对肝糖原的异生、胰岛素活性等糖代谢各环节亦产生影响，加重葡萄糖摄取、利用障碍及胰岛素抵抗。相关研究提示脂肪代谢紊乱是 ALT 异常与超重、肥胖相关的重要环节。

2023 年度数据比较，高招、中招体检考生 ALT 异常检出率的上升与考生超重、肥胖检出率整体上升的趋势一致。在北京市，高招、中招考生超重、肥胖检出率一直位列阳性体征顺位前列，应重视因超重、肥胖导致的 ALT 升高，进一步加强青少年健康管理，督促青少年加强体育锻炼，保持规律的作息，选择健康饮食，积极控制体重。

二、健康体检体征检出情况

（一）前十位异常体征检出率

针对北京市健康体检中检出率较高的异常体征，按顺位展示其检出情况，见表 4-11。

表 4-11　2023 年北京市健康体检中前十位异常体征检出率

序号	男性异常体征	检出率/%	序号	女性异常体征	检出率/%
1	血脂异常	38.99	1	乳腺增生	35.65
2	超重	34.91	2	甲状腺结节	35.42
3	脂肪肝	33.60	3	骨量减少/骨质疏松	31.94
4	骨量减少/骨质疏松	29.68	4	血脂异常	28.62
5	甲状腺结节	29.53	5	超重	21.63
6	血尿酸升高	26.96	6	龋病	18.93
7	肥胖	18.97	7	痔疮	17.93
8	幽门螺杆菌阳性	18.03	8	脂肪肝	17.16
9	颈动脉斑块	17.94	9	子宫肌瘤	16.82
10	血压升高	17.80	10	幽门螺杆菌阳性	15.67

（二）各年龄段前五位异常体征

按健康体检异常体征检出率统计，男性各年龄段人群身体状况如下：60 岁以下男性以血脂异常、超重和脂肪肝等为主，60 岁以上男性以骨量减少/骨质疏松、颈动脉斑块等为主（表 4-12）。

表 4-12　2023 年北京市男性各年龄段前五位异常体征

顺位	男性各年龄段异常体征						
	18～29 岁	30～39 岁	40～49 岁	50～59 岁	60～69 岁	70～79 岁	80 岁及以上
1	血尿酸升高	血脂异常	血脂异常	血脂异常	甲状腺结节	颈动脉斑块	骨量减少/骨质疏松
2	超重	超重	脂肪肝	超重	骨量减少/骨质疏松	甲状腺结节	颈动脉斑块
3	血脂异常	脂肪肝	超重	脂肪肝	超重	骨量减少/骨质疏松	甲状腺结节
4	甲状腺结节	血尿酸升高	血尿酸升高	甲状腺结节	颈动脉斑块	年龄相关性白内障（老年性白内障）	年龄相关性白内障（老年性白内障）
5	脂肪肝	甲状腺结节	甲状腺结节	骨量减少/骨质疏松	脂肪肝	超重	血压升高

按健康体检异常体征检出率统计，各年龄段人群身体状况如下：50 岁以下女性以乳腺增生、甲状腺结节为主，50 岁以上女性以骨量减少/骨质疏松、甲状腺结节为主（表 4-13）。

表4-13　2023年北京市女性各年龄段前五位异常体征

顺位	女性各年龄段异常体征						
	18～29岁	30～39岁	40～49岁	50～59岁	60～69岁	70～79岁	80岁及以上
1	乳腺增生	乳腺增生	乳腺增生	甲状腺结节	骨量减少/骨质疏松	骨量减少/骨质疏松	骨量减少/骨质疏松
2	甲状腺结节	甲状腺结节	甲状腺结节	血脂异常	甲状腺结节	甲状腺结节	甲状腺结节
3	龋病	龋病	血脂异常	骨量减少/骨质疏松	血脂异常	颈动脉斑块	颈动脉斑块
4	骨量减少/骨质疏松	骨量减少/骨质疏松	子宫肌瘤	乳腺增生	脂肪肝	年龄相关性白内障（老年性白内障）	血压升高
5	血脂异常	血脂异常	超重	子宫肌瘤	颈动脉斑块	血压升高	年龄相关性白内障（老年性白内障）

三、健康体检主要异常体征检出情况分析

（一）血脂异常

1. 概述

血脂异常通常指血清中胆固醇和（或）甘油三酯水平升高，也泛指包括低高密度脂蛋白胆固醇（high-density lipoprotein cholesterol，HDL-C）血症在内的各种血脂异常[1]。目前动脉粥样硬化性心血管疾病（atherosclerotic cardiovascular disease，ASCVD）是我国城乡居民第一位死亡原因，占死因构成的40%以上。血脂异常为ASCVD发生发展中最主要的致病性危险因素[2]。2019年农村和城市心血管疾病分别占死因的46.74%和44.26%，每5例死亡中就有2例死于心血管疾病[3]。研究显示，我国人群中与ASCVD关系最为密切的低密度脂蛋白胆固醇（LDL-C）水平显著升高，≥4.14mmol/L者达8.1%，≥3.4mmol/L者达26.3%，仅39%的人LDL-C处于理想水平（≤2.6mmol/L）。目前我国≥18岁人群血脂异常知晓率、治疗率和控制率仅为31%、19.5%和8.9%[4]。

早期检出血脂异常个体，监测其血脂水平变化，是评估ASCVD风险并有效实施ASCVD防治措施的重要基础。提高血脂异常检出率和知晓率的主要策略是：①提高大众对血脂定期检测重要性的认识；②增加常规医疗服务中为就诊者提供的血脂检测机会；③鼓励健康体检服务，将血脂检测作为常规检查项目；④将儿童和青少年血脂检测列入小学、初中、高中入学体检的常规项目[5]。血脂筛查频率的建议：<40岁成年人每2～5年进行1次血脂检测，≥40岁成年人每年至少应进行1次[6]。

血脂筛查的重点对象建议为：

（1）有ASCVD病史者。

（2）有多项ASCVD危险因素（如高血压、糖尿病、肥胖、吸烟）者。

（3）有早发ASCVD家族史者（指男性一级直系亲属在55岁前或女性一级直系亲属在65岁前患ASCVD）或家族性高脂血症患者。

（4）皮肤或肌腱黄色瘤及跟腱增厚者[2]。

2. 血脂异常检出情况

2023年体检数据显示，北京市体检人群血脂异常检出率为33.95%，其中男性平均检出率为38.99%，女性平均检出率为28.62%，各年龄段血脂异常检出情况见表4-14～表4-16、图4-5。

表4-14　2023年北京市各年龄段血脂异常检出情况

年龄/岁	体检人数/人	血脂异常人数/人	检出率/%
合计	3 798 205	1 289 402	33.95
18～29	600 530	125 125	20.84
30～39	1 172 296	352 656	30.08
40～49	857 659	323 563	37.73

续表

年龄/岁	体检人数/人	血脂异常人数/人	检出率/%
50～59	597 726	258 844	43.30
60～69	355 953	149 423	41.98
70～79	154 216	58 035	37.63
≥80	59 825	21 756	36.37

表 4-15　2023 年北京市男性各年龄段血脂异常检出情况

年龄/岁	体检人数/人	血脂异常人数/人	检出率/%
合计	1 950 835	760 658	38.99
18～29	298 366	79 689	26.71
30～39	593 693	228 356	38.46
40～49	440 987	195 041	44.23
50～59	332 335	146 862	44.19
60～69	178 252	73 066	40.99
70～79	74 592	26 767	35.88
≥80	32 610	10 877	33.35

表 4-16　2023 年北京市女性各年龄段血脂异常检出情况

年龄/岁	体检人数/人	血脂异常人数/人	检出率/%
合计	1 847 370	528 744	28.62
18～29	302 164	45 436	15.04
30～39	578 603	124 300	21.48
40～49	416 672	128 522	30.84
50～59	265 391	111 982	42.20
60～69	177 701	76 357	42.97
70～79	79 624	31 268	39.27
≥80	27 215	10 879	39.97

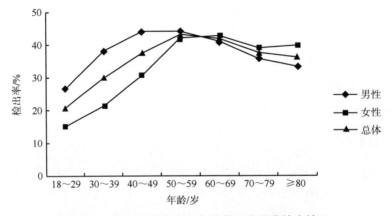

图 4-5　2023 年北京市各年龄段血脂异常检出情况

　　2019～2023 年 5 年间总体人群（男+女）血脂异常检出率分别为 32.43%、33.07%、34.44%、36.38%、33.95%，男性人群为 36.39%、37.85%、39.08%、41.24%、38.99%，女性人群为 28.38%、27.91%、29.40%、31.47%、28.62%，整体上呈逐年增高趋势，2023 年有所下降，男性血脂异常检出率高于女性。

3. 分析

2023 年北京市体检统计结果显示，血脂检测异常总人数 1 289 402 人，其中男性为 760 658 人，女性为 528 744 人。总体人群（男+女）血脂异常检出率、男性及女性人群血脂异常检出率分别为 33.95%、38.99% 和 28.62%，男性血脂异常总体检出率明显高于女性，尤其是在 50 岁以前的各年龄段血脂异常比例都明显高于女性。男性人群血脂异常检出率在 40～49 岁年龄段达到峰值，然后随着年龄增长逐渐下降。女性人群从 50 岁（围绝经期）开始血脂异常检出率明显升高，并一直持续到 70 岁以前，与男性随着年龄增长逐渐下降不同。

应用 SPSS19.0 软件对相关数据进行统计学分析，使用 χ^2 检验，以 $P<0.05$ 为差异有统计学意义。结果如下：男性人群血脂异常检出率（38.99%）明显高于女性人群（28.62%），χ^2 值为 28 361.43，$P<0.001$，差异有统计学意义。此外，在 18～29 岁组、30～39 岁组、40～49 岁组、50～59 岁组、60～69 岁组、70～79 岁组和≥80 岁组进行男女比较，χ^2 值分别为 6948.73、13 170.65、5431.66、49.63、52.28、138.22、235.17，P 均<0.001，差异有统计学意义，其中 18～29 岁组、30～39 岁组、40～49 岁组、50～59 岁组男性血脂异常检出率高于女性，60～69 岁组、70～79 岁组和≥80 岁组女性血脂异常检出率高于男性。

从图 4-5 可以看出，男性在 50 岁之前，血脂异常检出率随年龄增长逐渐升高，可能与高脂饮食、工作压力大、缺乏运动及生活不规律等因素有关；女性在 70 岁之前，血脂异常检出率随年龄增长逐渐升高，但检出率低于男性（60～69 岁除外），60 岁以后检出率高于男性，考虑与女性雌激素水平降低有关。

2019～2022 年 4 年间总体人群、男性、女性血脂异常检出率均整体呈逐年增高趋势，2023 年血脂异常检出率较前几年有下降趋势。

4. 健康管理建议

血脂异常是心血管疾病重要的危险因素之一。基于中国健康与营养调查（CHNS）数据的一项预测研究发现，2016～2030 年，开展调脂治疗可以避免 970 万例急性心肌梗死和 780 万例脑卒中事件，避免 340 万例心血管疾病死亡事件[7]，因此进行血脂异常管理已经刻不容缓。全面评价 ASCVD 总体危险是防治血脂异常的必要前提，不仅有助于确定血脂异常患者的调脂治疗决策，也有助于临床医生针对多重危险因素制订个体化的综合治疗策略，从而最大程度地降低患者 ASCVD 总体危险。在进行危险评估时，首先按照是否患有 ASCVD 划分为二级预防和一级预防两类情况。在已诊断为 ASCVD 的人群中，将发生过≥2 次严重 ASCVD 事件或发生过 1 次严重 ASCVD 事件，且合并≥2 个高危因素者列为超高危人群，其他 ASCVD 患者列为极高危人群。未被诊断 ASCVD 的人群中，符合如下条件之一者直接列为高危人群：①LDL-C ≥4.9mmol/L 或 TC≥7.2mmol/L；②年龄≥40 岁的糖尿病患者；③慢性肾脏病（CKD）3/4 期。不具备以上 3 种情况的个体，进行未来 10 年 ASCVD 总体发病风险评估，按照不同组合 10 年发病平均风险分为低危、中危和高危[5]。对于 ASCVD 10 年发病风险为中危的人群，如果年龄<55 岁，则需进行 ASCVD 余生风险评估[5]。具有以下任意 2 个或以上危险因素者 ASCVD 余生风险为高危：①收缩压≥160mmHg（1mmHg= 0.133kPa）或舒张压≥100mmHg；②非 HDL-C≥5.2mmol/L；③HDL-C<1.0mmol/L；④体重指数（BMI）≥28kg/m²；⑤吸烟。在综合策略调脂治疗中，LDL-C 为 ASCVD 风险干预的首要靶点。不同人群对降低 LDL-C 目标值推荐不同：①ASCVD 超高危患者 LDL-C 目标为<1.4mmol/L，且较基线下降>50%；②ASCVD 极高危患者 LDL-C 目标为<1.8mmol/L，且较基线下降>50%；③ASCVD 中、高危患者 LDL-C 目标为< 2.6mmol/L；④ASCVD 低危患者 LDL-C 目标为<3.4mmol/L[5]。

近年来，血脂异常检出率呈逐年增高趋势，可能与我国居民膳食结构发生了很大变化有关，最为显著的是脂肪供能比呈上升趋势，农村脂肪供能比首次突破 30%推荐上限。而谷物、豆类、水果和蔬菜等摄入不足，膳食结构仍不合理。血脂异常的原因除遗传因素外，与饮食及生活方式密切相关，无论是否进行药物治疗，都必须坚持控制饮食和改善生活方式。对于血脂异常的个体，需要控制膳食胆固醇摄入，更应限制摄入富含饱和脂肪酸及反式脂肪的食物，包括大部分饼干、糕点、薯条、薯片等油炸食品和加工零食，因为这些食物的制作过程中往往会使用（人造）黄油和奶油、代可可脂等，容易含有较高的饱和脂肪酸及反式脂肪酸。应增加水果、蔬菜、全谷类、膳食纤维及鱼类的摄入。烹调油选择菜籽油、玉米油、葵花籽油、橄榄油等植物油，并调换使用[8]。降脂治疗中首先推荐健康的生活方式，坚持规律的中等强度的代谢运动，建议每周 5～7 天、每次 30 分钟；严格戒烟，限制饮酒；维持健康体重（BMI 20.0～23.9kg/m²）；不熬夜，改善睡眠。在进行生活方式干预的基础上仍然未达标的个体，建议到医院就诊，应用他汀类等降低胆固醇的药物进一步治疗。

（芦燕玲　胡　荣）

参 考 文 献

[1] 中国成人血脂异常防治指南修订联合委员会. 中国成人血脂异常防治指南（2016 年修订版）[J]. 中国循环杂志，2016，31（10）：937-950.

[2] 中国血脂管理指南修订联合专家委员会. 中国血脂管理指南（基层版 2024 年）[J]. 中华心血管病杂志，2024，52（4）：330-337.

[3] 国家心血管病中心. 中国心血管健康与疾病报告 2021[M]. 北京：科学出版社，2022.

[4] 中华医学会心血管病学分会，中华医学会心血管病杂志编辑委员会. 中国心血管病一级预防指南[J]. 中华心血管病杂志，2020，48（12）：1000-1038.

[5] 李建军，赵水平，高润霖. 中国血脂管理指南（2023）[J]. 中国循环杂志，2023，38（3）：237-271.

[6] 中华人民共和国中央人民政府. 健康中国行动（2019—2030 年）[EB/OL].（2019-07-09）[2019-07-15]. htpp：//www. gov. cn/xinwen/2019-07/15/content_5409694. htm.

[7] 国家心血管病中心. 中国心血管健康与疾病报告 2021[M]. 北京：科学出版社，2022.

[8] 顾东风，翁建平，鲁向锋. 中国健康生活方式预防心血管代谢疾病指南[J]. 中国循环杂志，2020，35（3）：209-230.

（二）血压升高

1. 概述

血压升高是高血压的临床表现，是指血液在血管中流动时对血管壁造成的压力值持续超过正常范围的现象。高血压及其所引起的脑卒中、缺血性心脏病等心血管疾病，可导致较高的疾病负担和健康损失，是全球负担最重的疾病，也是我国面临的重要公共卫生问题之一[1]。值得警惕的是，我国高血压患病率正在不断上升，并且大多数患者发病时往往没有任何症状，特别值得提出的是，高血压患者正呈年轻化趋势[1]。当前我国高血压防控工作正面临着"两高一低"的难点：患病率高（27.9%），控制率低（15.3%），高血压致心血管疾病死亡率高（43.1%），因此实现高血压人群的健康管理及提升心血管疾病风险意识已成为一项重大的公共卫生任务[2]。世界卫生组织（WHO）2023 年发布的《全球高血压报告》显示，2019 年我国 30～79 岁成年人高血压患病人数约为 2.567 亿，总体年龄标准化患病率为 27%。尽管近几十年来我国在高血压的认知、治疗和控制方面已经取得显著进步，但总体水平较低，亟需进一步加强[3]。

2. 血压升高检出情况

2023 年体检数据情况显示，总体血压升高检出率为 14.50%，男性血压升高检出率为 17.80%，女性血压升高检出率为 10.84%。具体检出情况见表 4-17～表 4-19、图 4-6。

2019～2023 年北京市血压升高检出情况见表 4-20～表 4-22、图 4-7。

表 4-17　2023 年北京市各年龄段血压升高检出情况（总体）

年龄/岁	体检人数/人	血压升高人数/人	检出率/%
合计	5 068 307	734 916	14.50
18～29	904 067	55 308	6.12
30～39	1 526 027	132 537	8.69
40～49	1 140 488	159 978	14.03
50～59	794 678	171 844	21.62
60～69	439 227	121 945	27.76
70～79	191 667	64 369	33.58
≥80	72 153	28 935	40.10

表 4-18　2023 年北京市各年龄段血压升高检出情况（男）

年龄/岁	体检人数/人	血压升高人数/人	检出率/%
合计	2 664 115	474 326	17.80
18~29	466 041	40 215	8.63
30~39	796 564	99 459	12.49
40~49	595 772	111 900	18.78
50~59	447 916	112 596	25.14
60~69	225 283	64 536	28.65
70~79	94 125	30 391	32.29
≥80	38 414	15 229	39.64

表 4-19　2023 年北京市各年龄段血压升高检出情况（女）

年龄/岁	体检人数/人	血压升高人数/人	检出率/%
合计	2 404 192	260 590	10.84
18~29	438 026	15 093	3.45
30~39	729 463	33 078	4.53
40~49	544 716	48 078	8.83
50~59	346 762	59 248	17.09
60~69	213 944	57 409	26.83
70~79	97 542	33 978	34.83
≥80	33 739	13 706	40.62

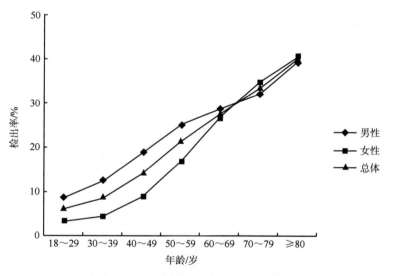

图 4-6　2023 年北京市各年龄段血压升高检出情况

表 4-20　2019~2023 年北京市血压升高检出情况（总体）

年份	体检人数/人	血压升高人数/人	检出率/%
2019	3 404 840	518 621	15.23
2020	2 518 934	357 714	14.20
2021	4 093 073	581 529	14.21
2022	3 486 412	503 212	14.43
2023	5 068 307	734 916	14.50

表 4-21　2019～2023 年北京市血压升高检出情况（男）

年份	体检人数/人	血压升高人数/人	检出率/%
2019	1 861 286	349 376	18.77
2020	1 328 399	230 802	17.37
2021	2 141 688	380 515	17.77
2022	1 783 349	315 182	17.67
2023	2 664 115	474 326	17.80

表 4-22　2019～2023 年北京市血压升高检出情况（女）

年份	体检人数/人	血压升高人数/人	检出率/%
2019	1 543 554	169 245	10.96
2020	1 190 535	126 912	10.66
2021	1 951 385	201 014	10.30
2022	1 703 063	188 030	11.04
2023	2 404 192	260 590	10.84

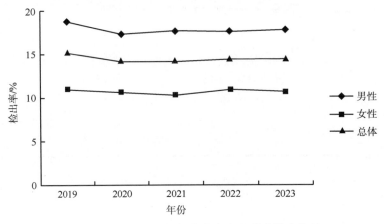

图 4-7　2019～2023 年北京市血压升高检出趋势

3. 分析

本次统计结果显示，血压升高的总体检人数为 5 068 307 人，其中男性体检人数为 2 664 115 人，女性体检人数为 2 404 192 人。总体人群、男性及女性人群血压升高检出率分别为 14.50%、17.80% 及 10.84%，男性检出率高于女性。如上述图表所示，无论男性还是女性，血压升高的检出率均呈现随年龄增加而升高的趋势。

应用 SPSS26.0 和 R 语言 4.2.1 软件进行统计学分析，使用 χ^2 检验比较不同组之间的构成比，使用线性趋势检验血压升高的时间线性趋势，$P<0.05$ 被认为差异具有统计学意义。结果如下：2023 年，男性血压升高检出率（17.80%）显著高于女性（10.84%），χ^2 值为 49 453，$P<0.01$，差异有统计学意义。此外，在 18～29 岁、30～39 岁、40～49 岁、50～59 岁、60～69 岁、70～79 岁、≥80 岁不同年龄段间进行男女比较，χ^2 值分别为 10 563、30 355、23 389、7 476.3、179.843、139.241、7.170，各年龄段检出率的差异均有统计学意义（$P<0.01$）。结果表明，在 18～69 岁年龄段，男性血压升高检出率高于女性，而在 ≥70 岁年龄段，女性血压升高检出率高于男性。

对 2019～2023 年总体人群的血压升高情况进行线性趋势检验，结果差异有统计学意义（$P<0.05$），提示血压升高检出率随时间变化整体呈线性增长趋势。表 4-20 显示：总体人群血压升高检出率在 2019～2020 年随时间变化而呈下降趋势，在 2020～2023 年呈升高趋势。对各年不同性别血压升高检出率进行 χ^2 检验，5 年间男性人群检出率始终高于女性（P 均<0.05）。

总的来看，北京市健康体检人群中血压升高检出率表现出显著的性别和年龄差异。首先，男性人群的血压升高检出率（17.80%）明显高于女性（10.84%），这可能与男性在生活方式和职业压力方面的特定因素有关。进一步分析，血压升高检出率在不同年龄段也显示出特定的变化趋势。特别是在18～69岁这一年龄段，男性的血压升高检出率显著高于女性，这可能与这一年龄段男性较大的工作和生活压力，以及不健康的生活习惯有关。然而，在≥70岁年龄段，女性的血压升高检出率则超越了男性，这或许可以归因于老年女性的生理激素变化和特定的健康问题。值得注意的是，从2019～2023年这五年的变化趋势来看，血压升高的总体检出率显示出具有统计学意义的增长或降低趋势，这提示目前北京市在高血压预防和控制方面的措施可能取得了初步成效，但为了持续推动血压升高检出率的下降，仍需不断加强和深化相关干预和研究工作。

4. 健康管理建议

血压升高已经成为各年龄段普遍面临的健康问题，其检出率随年龄的增长呈逐步上升的变化趋势。为了有效地预防和控制高血压，应该着力改善与之相关的诸多危险因素，如高钠摄入、低钾摄入、肥胖、过量饮酒、运动不足及不均衡的饮食结构等[4]。针对这一现状，我们提出以下综合性的健康管理建议：

（1）强化健康教育：利用各种渠道加强健康知识的普及和宣传，提升公众对高血压的认知程度和防控意识，培养北京市民积极参与相关预防和控制工作的行为习惯[5]。

（2）生活方式调整与管理

1）平衡膳食：坚持均衡的饮食结构，加强膳食指导和行为矫正，同时减少钠的摄入增加，增加钾的摄入。

2）健康生活习惯：鼓励戒烟限酒，保持适量运动，确保充足睡眠，并将体重控制在理想范围内[6]。

3）心情愉悦：生活中要注意学会应对压力，避免应激导致血压波动，可以尝试冥想、放松训练、瑜伽等方式缓解压力[7]。

4）定期健康体检：倡导群众定期接受健康体检，便于早期发现并干预高血压及相关并发症。

5）家庭血压监测与随访：对于已确诊的高血压患者，应实施定期的随访和家庭血压监测，便于实时掌握病情动态和调整治疗方案。

（刘玥叡静　田煜星　陶丽新）

参 考 文 献

[1] 罗云梅，曾智，何文博，等. 我国成人高血压的流行病学现状及趋势[J].中国胸心血管外科临床杂志，2024，31（6）：922-928.

[2] 赵连友，李妍，牛晓琳. 对我国高血压防控策略的思考[J].中华高血压杂志，2024，32（1）：2-5.

[3] Wang JG，Zhang W，Li Y，et al. Hypertension in China：epidemiology and treatment initiatives[J]. Nat Rev Cardiol，2023，20（8）：531-545.

[4] Mills KT，Stefanescu A，He J. The global epidemiology of hypertension[J]. Nat Rev Nephrol，2020，16（4）：223-237.

[5] 聂雪琼，王夏玲，李英华，等. 高血压患者与一般人群健康素养水平比较研究[J].中国健康教育，2021，37（5）：387-391.

[6] Hanssen H，Boardman H，Deiseroth A，et al. Personalized exercise prescription in the prevention and treatment of arterial hypertension：a Consensus Document from the European Association of Preventive Cardiology（EAPC）and the ESC Council on Hypertension[J]. Eur J Prev Cardiol，2022，29（1）：205-215.

[7] 高血压精准化诊疗专家共识组成员，老年心脑血管病教育部重点实验室. 高血压精准化诊疗中国专家共识（2024）[J].中华高血压杂志（中英文），2024，32（6）：505-519.

（三）脂肪肝

1. 概述

代谢障碍相关脂肪肝（metabolic dysfunction-associated steatotic liver disease，MASLD）是全球最常见的慢性肝病和健康体检人群血清转氨酶增高的主要原因，现已取代病毒性肝炎成为我国第一大慢性肝病[1]。MASLD的最新诊断标准为基于影像学检查或肝活检发现肝脏脂肪变性合并心血管代谢异常[2]。据统计，2024年MASLD的全球患病率约为30%。我国相对增长率最高为29.1%，且男性（34.8%）高于女性（23.5%）[3]。

男性、肥胖、糖尿病、高血压、血脂紊乱、代谢综合征（metabolic syndrome，MetS）、肌少症性肥胖是MASLD的主要危险因素，并且脂肪肝、低白蛋白血症、血小板计数减少、乙型肝炎病毒（HBV）感染与进展期纤维化密切相关[4]。此外，肝纤维化是决定肝脏相关结局的主要预测因素，增加了肝外相关疾病的发生发展风险[5]。

2. 脂肪肝检出情况

脂肪肝在男性前十位重大异常体征中排在第三位，在女性前十位重大异常体征中排在第八位，说明本病男性患病率较女性更高。具体情况见表 4-23～表 4-25、图 4-8。

表 4-23　2023 年北京市各年龄段脂肪肝检出情况（总体）

年龄/岁	体检人数/人	脂肪肝人数/人	检出率/%
合计	4 651 366	1 195 562	25.70
18～29	746 595	109 962	14.73
30～39	1 419 697	321 014	22.61
40～49	1 064 410	301 714	28.35
50～59	717 116	231 050	32.22
60～69	434 223	149 250	34.37
70～79	195 180	63 254	32.41
≥80	74 145	19 318	26.05

表 4-24　2023 年北京市各年龄段脂肪肝检出情况（男）

年龄/岁	体检人数/人	脂肪肝人数/人	检出率/%
合计	2 416 949	812 072	33.60
18～29	381 689	81 788	21.43
30～39	727 794	243 795	33.50
40～49	551 562	214 606	38.91
50～59	401 159	149 475	37.26
60～69	220 263	81 172	36.85
70～79	94 936	30 929	32.58
≥80	39 546	10 307	26.06

表 4-25　2023 年北京市各年龄段脂肪肝检出情况（女）

年龄/岁	体检人数/人	脂肪肝人数/人	检出率/%
合计	2 234 417	383 490	17.16
18～29	364 906	28 174	7.72
30～39	691 903	77 219	11.16
40～49	512 848	87 108	16.99
50～59	315 957	81 575	25.82
60～69	213 960	68 078	31.82
70～79	100 244	32 325	32.25
≥80	34 599	9 011	26.04

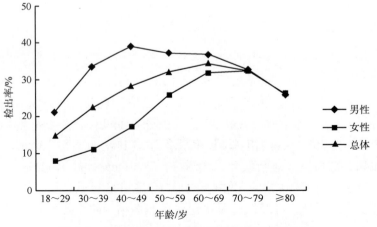

图 4-8　2023 年北京市各年龄段脂肪肝检出情况

3. 分析

2019～2023 年，北京市脂肪肝检出率总体呈上升趋势，男性人群脂肪肝检出率均远高于女性。2023 年北京市脂肪肝共检出 1 195 562 人，其中男性 812 072 人，女性 383 490 人。总体人群、男性及女性人群脂肪肝的检出率分别为 25.70%、33.60% 及 17.16%。

男性人群脂肪肝检出率明显高于女性，但不同年龄段人群检出率分布不同。男性人群的脂肪肝检出率在 18～49 岁随年龄增长呈升高趋势，在≥50 岁人群中呈下降趋势。女性人群的脂肪肝检出率在 18～79 岁随年龄增长呈升高趋势，在≥80 岁人群中呈下降趋势。

应用 SPSS25.0 软件对相关数据进行统计学分析，使用 χ^2 检验，以 $P<0.05$ 为差异有统计学意义。结果如下：男性人群脂肪肝检出率（33.60%）明显高于女性人群（17.16%），χ^2 值为 164 245，$P<0.001$，差异有统计学意义；在 18～29 岁、30～39 岁、40～49 岁、50～59 岁、60～69 岁不同年龄段间进行男女比较，χ^2 值分别为 95 401、71 241、62 888、10 597、1219，P 均 <0.001，差异有统计学意义。本调查结果显示：同一年龄组男性脂肪肝检出率均高于女性，其中男性在 40～49 岁年龄段检出率最高，女性在 70～79 岁年龄段检出率最高，在 70 岁之后，男性和女性的检出率基本相同。该数据提示男性群体脂肪肝的发病有年轻化趋势，绝经期后女性脂肪肝发病率增加。因此，应密切监测该部分人群脂肪肝的发生和发展。

4. 健康管理建议

MASLD 的综合治疗对策：减少体重和腰围，改善胰岛素抵抗，防治 MetS 和 2 型糖尿病，缓解 MASH 和逆转纤维化。强调改变不良生活方式，坚持能量赤字的饮食治疗及锻炼有助于防治肌少症性肥胖，并改善心血管-肾脏-代谢及肝脏健康[6]。

减少体重和腰围是治疗脂肪肝及其合并症最为重要的治疗措施。建议通过膳食管理和加强锻炼进行减重。1 年内减重 3%～5% 可以逆转单纯性脂肪肝，减重 7%～10% 能显著降低血清转氨酶水平并改善脂肪性肝炎，减重 10% 以上可能逆转肝纤维化。与体重下降同样重要的是体重维持，至少维持 1 年以上。

（1）控制总能量摄入和调整膳食结构：建议总摄入能量每日减少 500～1000 千卡；调整膳食结构，限制脂肪和碳水化合物摄入，保证蛋白质摄入。限制含糖饮料、糕点和深加工精制食品，增加全谷类食物、ω-3 脂肪酸及膳食纤维摄入；一日三餐定时适量，严格控制晚餐的能量和晚餐后进食行为。

（2）避免久坐少动，进行中等强度有氧运动，每周 150 分钟，并配合抗阻运动。建议根据患者兴趣并以能够坚持为原则选择体育锻炼方式，以增加骨骼肌质量和防治肌少症。

（3）限制饮酒量，并严格避免过量饮酒；多饮咖啡和茶可能有助于脂肪肝患者康复。

（4）脂肪性肝炎合并显著性肝纤维化时，可配合药物治疗。

（5）对于有获批的适应证的非肝硬化 MASLD 成人，应考虑进行减肥手术。

（张　晶　卫小蝶）

参 考 文 献

[1] Lou TW，Yang RX，Fan JG. The global burden of fatty liver disease：the major impact of China[J]. Hepatobiliary Surg Nutr，2024，13（1）：119-123.

[2] Rinella ME，Lazarus JV，Ratziu V，et al. A multisociety Delphi consensus statement on new fatty liver disease nomenclature[J]. J Hepatol，2023，79（6）：1542-1556.

[3] Zhou J，Zhou F，Wang W，et al. Epidemiological features of NAFLD from 1999 to 2018 in China[J]. Hepatology，2020，71（5）：1851-1864.

[4] Man S，Deng Y，Ma Y，et al. Prevalence of liver steatosis and fibrosis in the general population and various high-risk populations：A nationwide study with 5.7 million adults in China[J]. Gastroenterology，2023，165（4）：1025-1040.

[5] 曾静，范建高.《代谢相关（非酒精性）脂肪性肝病防治指南（2024 年版）》解读[J]. 中国动脉硬化杂志，2024，32（7）：553-557.

[6] 纪童童，李鑫飞，于岩岩，等. 代谢相关脂肪性肝病生活方式干预治疗进展[J]. 临床肝胆病杂志，2023，39（8）：1789-1796.

（四）骨量减少和骨质疏松

1. 概述

骨质疏松（osteoporosis）是一种以骨量低下、骨组织微结构损坏，导致骨脆性增加，易发生骨折为特征的全身性骨病。2001 年美国国立卫生研究院（NIH）将其定义为骨强度下降和骨折风险增加为特征的骨骼疾病。骨质疏松可发生于任何年龄段，但多见于绝经后女性和老年男性。依据病因，骨质疏松分为原发性和继发性两大类。原发性骨质疏松包括绝经后骨质疏松（Ⅰ型）、老年骨质疏松（Ⅱ型）和特发性骨质疏松（青少年型）。绝经后骨质疏松一般发生在女性绝经后 5～10 年；老年骨质疏松一般指 70 岁以后发生的骨质疏松；特发性骨质疏松主要发生在青少年，病因尚未明。继发性骨质疏松是指由影响骨代谢的疾病或药物或其他明确病因导致的骨质疏松[1]。双能 X 线吸收检测法（dual energy X-ray absorptiometry，DXA）是临床和科研最常用的骨密度测量方法，可用于骨质疏松的诊断、骨折风险性预测和药物疗效评估，也是流行病学研究常用的骨骼评估方法[2]。根据世界卫生组织的诊断标准，测得的骨密度低于同性别峰值骨密度均值的 2.5 个标准差（T 值≤−2.5）则诊断为骨质疏松，低于同性别峰值骨密度的 1～2.5 个标准差（−2.5＜T 值＜−1.0）为低骨量（骨量减少），低于同性别峰值骨密度不足 1 个标准差（T 值≥−1.0）为正常[3]。

骨量减少是临床骨质疏松发生前的必经阶段，最严重的危害就是骨折，一旦发生骨折，则需长期治疗。骨质疏松与年龄增加相关[4]，随着我国人口老龄化加剧，骨质疏松已成为最常见的骨骼疾病，亦是脆性骨折的高危因素[5]。第七次全国人口普查显示，我国 60 岁以上人口为 2.64 亿（约占总人口的 18.7%），65 岁以上人口超过 1.9 亿（约占总人口的 13.5%），是全球老年人口最多的国家[6]。全国骨质疏松流行病学调查显示，50 岁以上人群骨质疏松患病率为 19.2%，其中女性为 32.1%，男性为 6.9%；65 岁以上人群骨质疏松患病率为 32.0%，其中女性为 51.6%，男性为 10.7%。根据以上流行病学资料估算，目前我国骨质疏松患病人数约为 9000 万，其中女性约 7000 万[1]。由于高龄骨折的高致残率、高死亡率和高额的经济负担对家庭和社会都有极大的危害，骨质疏松的早期诊断和健康干预具有重要意义。骨密度的测定是诊断骨质疏松最常用的方法。

2. 骨量减少/骨质疏松检出情况

（1）2023 年全市骨密度检测人数 1 436 044 人，其中男性 766 847 人，女性 669 197 人。骨量减少检出 308 522 人，总体检出率 21.48%。男性骨量减少检出率（21.51%）高于女性（21.46%）。纵观 2023 年各年龄段骨量减少情况，男性骨量减少检出率总体高于女性，而女性骨量减少检出率随年龄增长的速度高于男性，从 50～59 岁年龄组开始，女性骨量减少检出率高于男性。具体检出情况见表 4-26～表 4-28、图 4-9。

表 4-26　2023 年北京市各年龄段骨量减少检出情况（总体）

年龄/岁	体检人数/人	骨量减少人数/人	检出率/%
合计	1 436 044	308 522	21.48
18～29	152 689	18 314	11.99
30～39	330 720	52 945	16.01
40～49	353 621	67 631	19.13
50～59	291 123	75 697	26.00
60～69	186 986	57 123	30.55
70～79	86 334	26 888	31.14
≥80	34 571	9 924	28.71

表 4-27　2023 年北京市各年龄段骨量减少检出情况（男）

年龄/岁	体检人数/人	骨量减少人数/人	骨量减少检出率/%
合计	766 847	164 942	21.51
18～29	78 529	8 740	11.13
30～39	170 457	27 515	16.14
40～49	187 955	38 207	20.33
50～59	167 397	43 185	25.80
60～69	98 067	28 579	29.14
70～79	45 070	13 037	28.93
≥80	19 372	5 679	29.32

表 4-28　2023 年北京市各年龄段骨量减少检出情况（女）

年龄/岁	体检人数/人	骨量减少人数/人	骨量减少检出率/%
合计	669 197	143 580	21.46
18～29	74 160	9 574	12.91
30～39	160 263	25 430	15.87
40～49	165 666	29 424	17.76
50～59	123 726	32 512	26.28
60～69	88 919	28 544	32.10
70～79	41 264	13 851	33.57
≥80	15 199	4 245	27.93

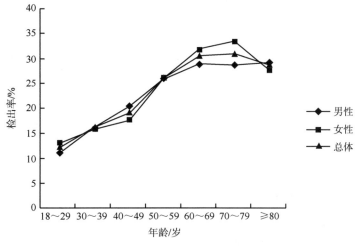

图 4-9　2023 年北京市各年龄段骨量减少检出情况

（2）骨质疏松情况：北京市骨质疏松共检出 132 832 人，总体检出率 9.25%。女性骨质疏松检出率（10.49%）高于男性（8.17%）。在北京市各年龄段骨质疏松检出情况中，女性骨质疏松检出率从 50～59 岁年龄段开始高于男性，并且随着年龄的增加，女性和男性骨质疏松检出率的差距进一步加大。具体检出情况见表 4-29～表 4-31、图 4-10。

表 4-29　2023 年北京市各年龄段骨质疏松检出情况（总体）

年龄/岁	体检人数/人	骨质疏松人数/人	骨质疏松检出率/%
合计	1 436 044	132 832	9.25
18～29	152 689	5 066	3.32
30～39	330 720	15 111	4.57
40～49	353 621	19 579	5.54
50～59	291 123	29 191	10.03
60～69	186 986	32 460	17.36
70～79	86 334	20 468	23.71
≥80	34 571	10 957	31.69

表 4-30　2023 年北京市各年龄段骨质疏松检出情况（男）

年龄/岁	体检人数/人	骨质疏松人数/人	骨质疏松检出率/%
合计	766 847	62 653	8.17
18～29	78 529	2 628	3.35
30～39	170 457	8 199	4.81
40～49	187 955	11 545	6.14

续表

年龄/岁	体检人数/人	骨质疏松人数/人	骨质疏松检出率/%
50~59	167 397	15 469	9.24
60~69	98 067	12 785	13.04
70~79	45 070	7 348	16.30
≥80	19 372	4 679	24.15

表 4-31　2023 年北京市各年龄段骨质疏松检出情况（女）

年龄/岁	体检人数/人	骨质疏松人数/人	骨质疏松检出率/%
合计	669 197	70 179	10.49
18~29	74 160	2 438	3.29
30~39	160 263	6 912	4.31
40~49	165 666	8 034	4.85
50~59	123 726	13 722	11.09
60~69	88 919	19 675	22.13
70~79	41 264	13 120	31.80
≥80	15 199	6 278	41.31

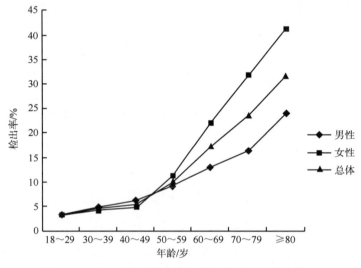

图 4-10　2023 年北京市各年龄段骨质疏松检出情况

3. 分析

应用 SPSS25.0 软件对相关数据进行统计学分析，使用 χ^2 检验，以 $P<0.05$ 为差异有统计学意义。结果如下：2023 年，骨量减少在总人群中的检出率在不同年龄段存在差异，70~79 岁年龄段人群骨量减少检出率最高，为 31.14%，18~29 岁人群骨量减少检出率最低，为 11.99%，χ^2 =13 188.682，$P<0.001$。2023 年骨质疏松在总人群中的检出率在不同年龄段存在差异，≥80 岁人群骨质疏松检出率最高，为 31.69%，18~29岁人群骨质疏松检出率最低，为 3.32%，χ^2 =29 009.217，$P<0.001$。本次统计结果显示，人群中骨量减少和骨质疏松检出率整体随年龄增长呈上升趋势。男性骨量减少检出率总体高于女性，而女性骨量减少检出率随年龄增长的速度高于男性，从 50~59 岁年龄段开始，女性骨量减少检出率开始高于男性。在北京市各年龄段骨质疏松检出情况中，女性骨质疏松检出率从 50~59 年龄段开始高于男性，并且随着年龄的增长，女性和男性骨质疏松检出率的差距进一步加大。女性 50 岁前，骨质疏松检出率较低，50 岁后，骨质疏松检出率迅速升高，明显高于同年龄段的男性，在≥80 岁年龄段达到最高峰（41.31%）。这主要是因为 50~59 岁女性正处于绝经期，绝经后会导致机体雌激素水平明显下降，对成骨细胞刺激减弱，破骨细胞活动增加，骨代谢逐渐呈现负平衡状态，从而加快骨量流失[2, 7]。2019~2023 年北京市骨量减少检出率未发现显著规律（表 4-32、图 4-11），同样 2019~2023 年北京市骨质疏松检出率亦未发现显著规律（表 4-33、图 4-12）。

表4-32 2019~2023年北京市骨量减少检出率 （单位：%）

年份	总体	男性	女性
2019	15.53	18.85	11.72
2020	11.99	15.72	7.87
2021	14.95	20.64	9.27
2022	15.47	20.06	10.87
2023	21.48	21.51	21.46

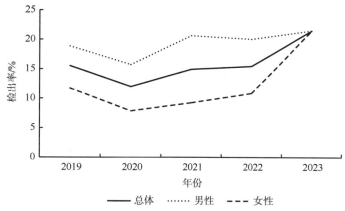

图4-11 2019~2023年北京市骨量减少检出率

表4-33 2019~2023年北京市骨质疏松检出率 （单位：%）

年份	总体	男性	女性
2019	11.95	8.04	16.43
2020	9.71	5.92	13.89
2021	12.17	7.35	16.98
2022	12.87	7.79	17.98
2023	9.25	8.17	10.49

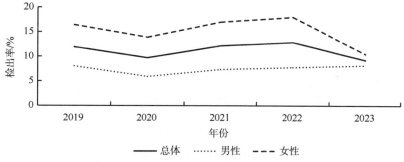

图4-12 2019~2023年北京市骨质疏松检出率

4. 健康管理建议

骨骼强壮是维持人体健康的关键，骨量减少或骨质疏松在各年龄组人群中均存在，其检出率随年龄增长逐步升高，防治应贯穿于生命全过程。骨质疏松的主要防治目标包括改善骨骼生长发育，促进成年期达到理想的峰值骨量；维持骨量和骨质量，预防增龄性骨丢失；避免跌倒和骨折。骨质疏松的初级预防，指尚无骨质疏松但具有骨质疏松危险因素者，应防止或延缓其发展为骨质疏松并避免发生第一次骨折；骨质疏松二级预防和治疗，指已有骨质疏松或发生过脆性骨折，防治目的是避免发生骨折或再次骨折。骨质疏松的防治措施主要包括基础措施、药物干预和康复治疗[1]。

对于老年骨质疏松建议行三级预防策略[8]。脆性骨折治疗费用、致残率及致死率均较高，严重影响老年人的身心健康。因此，建立老年骨质疏松的三级防控体系，采取预防为主、防治结合、分层诊疗、全周期管理的策略对降低骨质疏松及其骨折的危害等有重要意义。

建议：

（1）加强宣教。必须强调骨质疏松可防可治，利用各种渠道宣传普及健康知识，提高人群对骨质疏松的认识，积极引导骨质疏松高危人群定期开展骨质疏松体检筛查，实现早期发现。

（2）健康干预。骨量减少和骨质疏松是可预防的疾病。主要防治方法包括运动疗法、营养疗法和药物疗法[9]。中华医学会骨质疏松和骨矿盐疾病分会制定的《原发性骨质疏松症诊疗指南（2022）》提出，对骨量减少人群进行骨折高风险的早期识别，并进行积极合理的干预，对于延缓骨量丢失及防止骨质疏松和脆性骨折的发生有着重要的意义。

（3）选用准确有效、简单可行的骨折风险评估方法进行风险评估[2]。推荐使用的风险预测方法包括国际骨质疏松基金会（IOF）骨质疏松风险一分钟测试、亚洲人骨质疏松自我筛查工具（OSTA）及骨折风险评估工具（FRAX）。其中，IOF 骨质疏松风险一分钟测试简单快速，可用于骨质疏松的初步筛查；OSTA 基于亚洲国家和地区的研究数据制定，适用于我国绝经后妇女；FRAX 是 WHO 推荐的骨折风险预测工具，需结合部分临床危险因素及骨密度共同评估，计算方法相对复杂，适用于具有骨质疏松骨折危险因素、尚未发生过脆性骨折、未接受过抗骨质疏松药物治疗的低骨量人群[2, 10]。

（4）合理膳食，充足日照，适量锻炼。有研究指出，对于绝经后女性，骨矿物质的增加在很大程度上取决于饮食中钙的充足供应，同时适量的体育活动也能减缓骨质流失的速度[11]。可直接暴露于阳光下接受足够紫外线照射。注意避免涂抹防晒霜，但需防止强烈阳光照射灼伤皮肤。

（5）中医药治疗。中医学文献中无"骨质疏松"之名，按骨质疏松主要临床表现，中医学中相近的病症有：骨痿，见于没有明显的临床表现，或仅感觉腰背酸软无力的骨质疏松患者（"腰背不举，骨枯而髓减"）；骨痹，症见"腰背疼痛，全身骨痛，身重、四肢沉重难举"的患者。根据中医药"肾主骨""脾主肌肉""气血不通则痛"的理论，骨质疏松以补肾益精、健脾益气、活血祛瘀为基本治法。中药治疗骨质疏松多以改善症状为主，可按病情选用经临床证明有效的中成药[2]。

（6）康复治疗。针对骨质疏松的康复治疗主要包括运动疗法、物理因子治疗、作业疗法及康复工程等[3]。老年骨质疏松患者的康复治疗极为重要，并有其特殊性。康复治疗方式主要分为生活方式干预和医疗干预。在生活方式干预中，建议老年骨质疏松患者进行低强度运动，增强肌肉强度和预防跌倒。推荐太极拳、八段锦和五禽戏，以及游泳、广场舞等运动方式。此外，骨质疏松患者除了遵医嘱在饮食、运动方面注意调整外，还可通过电疗、磁疗等理疗方式减缓患者疼痛，改善躯体运动功能，促进骨钙沉积。骨质疏松的治疗过程漫长且复杂，康复治疗作为预防和治疗的措施，对患者健康有积极的影响[12]。

（亓 攀）

参 考 文 献

[1] 中华医学会骨质疏松和骨矿盐疾病分会. 原发性骨质疏松症诊疗指南（2022）[J]. 中国全科医学，2023，26（14）：1671-1691.

[2] 国家统计局. 国务院第七次全国人口普查领导小组办公室. 第七次全国人口普查公报（第五号）——人口年龄构成情况[J]. 中国统计，2021，（5）：10-11.

[3] 夏维波. 原发性骨质疏松症诊疗指南（2017）[J]. 中国骨质疏松杂志，2019，25（3）：281-309.

[4] 张智海，刘忠厚，李娜，等. 中国人骨质疏松症诊断标准专家共识（第三稿·2014 版）[J]. 中国骨质疏松杂志，2014，20（9）：1007-1010.

[5] Seriolo B，Paolino S，Casabella A，et al. Osteoporosis in the elderly[J]. Aging Clin Exp R es，2013，25（Suppl 1）：S27-S29.

[6] Roux C，Briot K. The crisis of inadequate treatment in osteoporosis[J]. Lancet Rheumatol，2020，2（2）：e110-e119.

[7] 穆华颖. 不同时期绝经妇女低雌激素对心血管疾病高危因素及骨密度状况影响研究[J]. 中国妇幼保健，2014，29（27）：4447-4449.

[8] 郑飞波. 老年人骨质疏松症与肌少症的研究与发展[J]. 中国临床医生杂志，2019，47（2）：144-147.

[9] 吕遐，扶琼. 原发性骨质疏松症的研究进展与最新指南解读[J]. 临床内科杂志，2020，37（5）：319-322.

[10] Borer KT. Physical activity in the prevention and amelioration of osteoporosis in women：interaction of mechanical，hormonal and dietary factors[J]. Sports Med，2005，35（9）：779-830.

[11] 《中国老年骨质疏松症诊疗指南（2023）》工作组，中国老年学和老年医学学会骨质疏松分会，中国医疗保健国际交流促进会骨质疏松病学分会，等. 中国老年骨质疏松症诊疗指南（2023）[J]. 中华骨与关节外科杂志，2023，16（10）：865-885.

[12] Bonner FJ Jr，Sinaki M，Grabois M，et al. Health professional's guide to rehabilitation of the patient with osteoporosis[J]. Osteoporos Int，2003，14（Suppl 2）：S1-S22.

（五）子宫肌瘤

1. 概述

子宫肌瘤，也称为子宫平滑肌瘤，是女性生殖系统中最常见的良性肿瘤，影响着生育期女性。不同年龄、不同地区子宫肌瘤的患病率差异很大，据统计，30岁以上妇女约20%有子宫肌瘤[1]，国外文献报道，50岁妇女的子宫肌瘤发病率能达到70%～80%[2]。我国报告的患病率低的只有0.29%和0.82%，高的达到了41.9%和36.8%[3]。国外文献报道子宫肌瘤的患病率在4.5%～68.6%[4,5]。这可能与研究的人口学特征如国家和地区、研究人群的健康状况及研究方法有关[6]。子宫肌瘤的大小、数目及生长的部位可以极不一致而使子宫的大小及形态殊异。按照肌瘤生长部位分为子宫体肌瘤和子宫颈肌瘤，前者约占90%，后者仅占10%。根据肌瘤与子宫壁的关系，分为4种，即肌壁间肌瘤、黏膜下肌瘤、浆膜下肌瘤及阔韧带肌瘤[7]。子宫肌瘤的病因至今仍未明确，可能涉及正常肌层的细胞突变、性激素及局部生长因子间的较为复杂的相互作用。目前分子生物学研究认为，子宫肌瘤是由单克隆平滑肌细胞增殖而成，多发性子宫肌瘤是由不同克隆细胞形成的。近期细胞遗传学研究发现，40%～50%的平滑肌瘤与染色体异常有关[8]。子宫肌瘤患者常表现为月经过多、盆腔疼痛，育龄期女性多伴发盆腔压迫、尿频、便秘、腹胀及腹部包块[9]。子宫肌瘤的影像学诊断方法主要包括超声、MRI检查，偶尔会用到CT检查[7]。超声检查是诊断子宫肌瘤的常用方法，具有较高的敏感性和特异性。

2. 子宫肌瘤检出情况

2023年子宫肌瘤在女性体检检出的前十位异常体征中排第9位。2023年北京各体检单位共对1 872 469例女性进行盆腔超声检查，检出子宫肌瘤314 996例，检出率为16.82%。2023年北京市子宫肌瘤的检出率比2022年高0.15%，为历史最高检出率水平。具体情况见表4-34。

表4-34 2013～2023年北京市子宫肌瘤检出情况

年份	体检人数/人	子宫肌瘤人数/人	检出率/%
2013	1 129 700	137 498	12.17
2014	1 184 111	147 833	12.48
2015	1 050 019	127 908	12.18
2016	1 044 909	121 813	11.66
2017	1 104 041	132 701	12.02
2018	1 314 031	167 995	12.78
2019	1 238 256	181 816	14.68
2020	902 304	123 760	13.72
2021	1 486 149	230 111	15.48
2022	1 298 216	216 413	16.67
2023	1 872 469	314 996	16.82

2023年北京市各年龄段子宫肌瘤检出情况如表4-35和图4-13所示。子宫肌瘤检出率随年龄的增长呈现先升高后下降的趋势，50～59岁年龄组检出率最高，为30.75%。

表4-35 2023年北京市各年龄段子宫肌瘤检出情况

年龄/岁	体检人数/人	子宫肌瘤人数/人	检出率/%
合计	1872 469	314 996	16.82
18～29	277 237	10 023	3.62
30～39	601 287	60 514	10.06
40～49	445 842	108 036	24.23
50～59	272 428	83 775	30.75
60～69	174 110	38 183	21.93
70～79	76 467	12 070	15.78
≥80	25 098	2 395	9.54

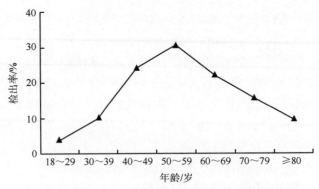

图 4-13　2023 年北京市各年龄段子宫肌瘤检出情况

3. 分析

对 2013～2023 年体检数据进行分析，在北京市健康体检机构参加体检的妇女例数逐年增加，11 年间共对 13 624 205 人次的妇女进行了体检，检出子宫肌瘤 1 902 844 人次，总检出率为 13.97%。高于我国子宫肌瘤的患病率 11.21%[3]。

11 年间北京市妇女子宫肌瘤检出率呈增加趋势（趋势 χ^2 值为 4519.457，$P<0.001$），2016 年最低为 11.66%，2023 年最高为 16.82%，2023 年较 2016 年增加了 44.25%。

2023 年北京市各年龄段子宫肌瘤检出率随年龄增长呈先升高后下降的趋势，50～59 岁年龄段检出率最高，其次是 40～49 岁年龄段。北京市女性的平均自然绝经年龄在 48.41 岁[10]，绝经过渡期 2～8 年，这说明子宫肌瘤检出的高发年龄在围绝经期。杨燕飞等的研究也表明 40～54 岁的围绝经期是子宫肌瘤高发期，也是手术治疗最多的年龄段[11]。

4. 健康管理建议

（1）子宫肌瘤的确切病因尚未明了，子宫肌瘤早期无症状，需定期体检，才可能尽早发现。

（2）40～59 岁为子宫肌瘤的高发期，处于此年龄段的女性更应重视，虽然子宫肌瘤恶变率低，但恶变多发生在 40 岁以后的妇女，尤其是绝经后女性，如有子宫肌瘤应定期监测。

（3）有研究表明围绝经期女性代谢异常可能促进子宫肌瘤的发生和发展，故应做好围绝经期保健和健康宣教，围绝经期女性应合理膳食，保持良好生活习惯，适度运动，控制体重，预防肥胖和代谢综合征。

（4）如有盆腔压迫症状，如尿频和便秘、月经过多甚至出现贫血等应及时就诊。

（韩历丽　高丽丽）

参 考 文 献

[1] 谢幸，孔北华，段涛. 妇产科学[M]. 9 版. 北京：人民卫生出版社，2018，303.

[2] Vilos GA，Allaire C，Laberge PY，et al. The management of uterine leiomyomas[J]. J Obstet Gynaecol Can，2015，37（2）：157-178.

[3] 刘丽，许艳瑾，尹伶. 我国子宫肌瘤的流行病学特征[J]. 现代预防医学，2014，41（2）：204-207.

[4] Zimmermann A，Bernuit D，Gerlinger C，et al. Prevalence，symptoms andmanagement of uterine fibroids：an international internet-based survey of 21，746 women[J]. BMC Womens Health，2012，12：6.

[5] Baird DD，Dunson DB，Hill MC，et al. Association of physical activity withdevelopment of uterine leiomyoma[J]. Am J Epidemiol，2007，165（2）：157-163.

[6] Stewart EA，Cookson CL，Gandolfo RA，et al. Epidemiology of uterine fibroids：a systematic review[J]. BJOG，2017，124（10）：1501-1512.

[7] 子宫肌瘤的诊治中国专家共识专家组. 子宫肌瘤的诊治中国专家共识[J]. 中华妇产科杂志，2017，52（12）：793-800.

[8] 甄珠，张刘，丹华，等. 子宫肌瘤的发病机制和治疗[J]. 中国药物与临床，2022，22（7）：665-669.

[9] 汪雯雯，王世宣. 子宫肌瘤诊治相关指南解读[J]. 实用妇产科杂志，2022，38（2）：101-103.

[10] 张淞文，王军，周红，等. 北京地区绝经年龄调查与相关因素分析[J]. 北京医学，2002，23（3）：177-179.

[11] 杨燕飞，傅锦媚，阮祥燕. 子宫肌瘤患病年龄分布与追踪研究[J]. 实用妇产科杂志，2008，24（5）：299-301.

（六）血尿酸升高

1. 概述

尿酸（uric acid，UA）是机体嘌呤分解的终产物，属于小分子物质，在血液中以尿酸盐的游离态形式存在，称为血尿酸（serum uric acid，SUA），由于嘌呤代谢发生紊乱或尿酸代谢异常所引起的代谢性疾病被称为高尿酸血症（hyperuricemia，HUA）[1]。

血尿酸超过其在血液或组织液中的饱和度后，可在关节局部沉积形成尿酸钠晶体，诱发痛风性急性关节炎、痛风性慢性关节炎，在肾脏沉积可引发肾结石、尿毒症、尿酸性肾病。很多证据表明，高尿酸血症与代谢综合征、肥胖、心脑血管疾病、慢性肾脏病、脂肪肝、高血压及糖尿病等疾病的发生发展密切相关，是过早死亡的独立预测因子[2-7]。

随着社会经济的发展和人们生活水平的提高，高尿酸血症患病率呈逐年上升和年轻化趋势，男性高于女性，沿海高于内陆，与性别、年龄、吸烟史、文化程度、民族、年收入和体重指数等因素相关[8]。

2. 血尿酸升高检出情况

2023年，血尿酸检测总人数4 106 836人，其中男性为2 122 857（51.69%）人，女性为1 983 979（48.31%）人。总体人群、男性和女性血尿酸升高检出率分别为19.71%、26.96%和11.95%。男性人群检出率明显高于女性，不同年龄段人群检出率分布特征不同。男性30～39岁人群为检出高峰。女性人群检出率随年龄增长总体呈上升趋势，50岁以后检出率快速升高。具体情况见表4-36～表4-38、图4-14。

此外，2023年血尿酸升高在男性前十位异常体征中连续五年（2019～2023）排在第六位，而血尿酸升高未列入女性前十位异常体征（图4-15）。

表4-36　2023年北京市各年龄段血尿酸升高检出情况（总体）

年龄/岁	体检人数/人	血尿酸升高人数/人	检出率/%
合计	4 106 836	809 443	19.71
18～29	632 418	127 670	20.19
30～39	1 243 250	258 662	20.81
40～49	948 697	186 487	19.66
50～59	641 851	118 255	18.42
60～69	393 115	70 614	17.96
70～79	178 834	32 917	18.41
≥80	68 671	14 838	21.61

表4-37　2023年北京市各年龄段血尿酸升高检出情况（男）

年龄/岁	体检人数/人	血尿酸升高人数/人	检出率/%
合计	2 122 857	572 400	26.96
18～29	320 196	94 941	29.65
30～39	632 141	196 204	31.04
40～49	487 980	138 949	28.47
50～59	357 647	79 419	22.21
60～69	199 616	39 612	19.84
70～79	87 621	15 898	18.14
≥80	37 656	7 377	19.59

表4-38　2023年北京市各年龄段血尿酸升高检出情况（女）

年龄/岁	体检人数/人	血尿酸升高人数/人	检出率/%
合计	1 983 979	237 043	11.95
18～29	312 222	32 729	10.48
30～39	611 109	62 458	10.22
40～49	460 717	47 538	10.32
50～59	284 204	38 836	13.66
60～69	193 499	31 002	16.02
70～79	91 213	17 019	18.66
≥80	31 015	7 461	24.06

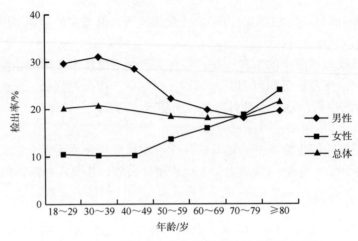

图 4-14　2023 年北京市各年龄段血尿酸升高检出情况

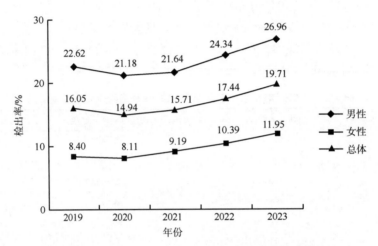

图 4-15　2019～2023 年北京市血尿酸升高检出情况

3. 分析

与 2022 年相比，2023 年人群血尿酸升高总体检出率上升了 2.27%，男性、女性人群检出率均较上一年度均有所上升，分别为 2.62% 和 1.56%。男性检出率为 26.96%，女性检出率为 11.95%，男性检出率显著高于女性，差异有统计学意义（$\chi^2=146\,118.562$，$P<0.01$）。

男性和女性血尿酸升高随年龄变化分别具有不同特征。分别在 18～29 岁、30～39 岁、40～49 岁、50～59 岁、60～69 岁不同年龄段间进行男女比较，男性检出率均高于女性，P 均<0.01，差异有统计学意义，χ^2 值分别为 36 048.498、81 726.761、49 463.370、7686.613、974.146。50 岁是男性重要的临界点，50 岁以下男性血尿酸升高检出率高于 50 岁以上人群，可能与饮酒、高嘌呤食物摄入、久坐、缺乏运动、加班熬夜、社会应酬较多等有关。结果提示，50 岁以下男性是重点关注对象。女性血尿酸升高检出率随年龄增长而升高，到了 50 岁以后，检出率增长加剧，这可能是由于 50 岁以前女性雌激素分泌旺盛，可以抑制肾脏对尿酸的重吸收，促进尿酸的排泄[9]。结果提示，50 岁以上女性也为重点关注人群。

2019～2023 年五年间，总体人群、男性和女性人群血尿酸升高检出率整体均呈上升趋势，对五年总体检出率进行 χ^2 趋势性检验，血尿酸升高检出率随时间呈线性上升趋势（$\chi^2=32\,009.06$，$P<0.01$）。

4. 健康管理建议

目前公众对于高尿酸血症的了解相对较少，建议通过开展健康教育活动，加强公众人群，尤其是高危人群对于高尿酸血症健康危害的认识，以及对尿酸等相关指标的了解，提醒高危人群在日常体检或专门检查中持续监测相关指标，预防高尿酸血症的发生；还可以通过健康促进等干预手段，改善饮食、运动等行为方式，降低其发病风险，从而预防和减少高尿酸血症带来的严重损害。另外，男性较女性发病风险高，男性 20～50 岁、女性 50 岁以上是高发阶段，需要引起相关人群的重视。

建议：

（1）提倡健康饮食，养成良好的饮食习惯，限制高嘌呤食物的摄入，每日饮水 2000～3000ml[10]。

（2）限制果糖及酒精的摄入，戒烟，避免被动吸烟。

（3）鼓励适量运动，降低体重，科学健身，将 BMI 控制在理想范围内。

（4）定期进行体检，监测血尿酸水平，使血尿酸维持在正常水平。

（孔邻润）

参 考 文 献

[1] Kanbay M，Jensen T，Solak Y，et al. Uric acid in metabolic syndrome：From an innocent bystander to a central player[J]. Eur J Intern Med，2016，29：3-8.

[2] Thottam GE，Krasnokutsky S，Pillinger MH. Gout and metabolic syndrome：a tangled web[J]. Curr Rheumatol Rep，2017，19（10）：60.

[3] Evans PL，Prior JA，Belcher J，et al. Obesity，hypertension and diuretic use as risk factors for incident gout：a systematic review and meta-analysis of cohort studies[J]. Arthritis Res Ther，2018，20（1）：136.

[4] Abeles AM，Pillinger MH. Gout and cardiovascular disease：crystallized confusion[J]. Curr Opin Rheumatol，2019，31（2）：118-124.

[5] Roughley MJ，Belcher J，Mallen CD，et al. Gout and risk of chronic kidney disease and nephrolithiasis：meta-analysis of observational studies[J]. Arthritis Res Ther，2015，17：90.

[6] Kuo CF，Yu K H，Luo S F，et al. Gout and risk of non-alcoholic fatty liver disease[J]. Scand J Rheumatol，2010，39（6）：466-471.

[7] Tung YC，Lee SS，Tsai WC，et al. Association between gout and incident type 2 diabetes mellitus：a retrospective cohort study[J]. Am J Med，2016，129（11）：1219. e1217-e1219. e1225.

[8] 秦明照. 重视高尿酸血症的管理[J]. 中华健康管理学杂志，2023，17（7）：481-484.

[9] 蒋姚瑶，邱康丽，廖云飞. 性激素和性激素结合球蛋白与高尿酸血症及痛风关系的研究进展[J]. 华中科技大学学报（医学版），2024,53（3）:389-393.

[10] 司可，王颜刚. 痛风及高尿酸血症的中西医结合诊疗现状与前景[J]. 中国临床保健杂志，2023，26（5）：606-609.

（七）甲状腺结节

1. 概述

甲状腺结节为常见疾病之一。随着超声及其他影像学检查方法的应用，甲状腺结节在人群中的检出率显著提高。成人甲状腺结节的患病率最高可达 50%。患病率随着年龄的增长而增加，在女性和吸烟者中常见[1]。大部分结节为无症状良性结节，仅有 7%～15% 被证实为甲状腺癌，其中大约一半为无症状低风险者[2]。

2. 甲状腺结节检出情况

2023 年北京市体检人群甲状腺结节检出情况见表 4-39～表 4-41 及图 4-16。2019 年至 2023 年北京市体检人群甲状腺结节检出情况见图 4-17。

表 4-39　2023 年北京市各年龄段甲状腺结节检出情况（总体）

年龄/岁	体检人数/人	甲状腺结节人数/人	检出率/%
合计	3 738 309	1 211 168	32.40
18～29	512 791	122 915	23.97
30～39	1 149 667	287 736	25.03
40～49	894 881	285 983	31.96
50～59	603 175	237 769	39.42
60～69	358 765	168 283	46.91
70～79	159 018	78 696	49.49
≥80	60 012	29 786	49.63

表 4-40　2023 年北京市各年龄段甲状腺结节检出情况（男）

年龄/岁	体检人数/人	甲状腺结节人数/人	检出率/%
合计	1 917 100	566 047	29.53
18～29	253 118	55 097	21.77
30～39	573 019	125 471	21.90
40～49	457 306	127 188	27.81
50～59	337 408	123 299	36.54
60～69	184 654	81 104	43.92
70～79	78 908	37 763	47.86
≥80	32 687	16 125	49.33

表 4-41　2023 年北京市各年龄段甲状腺结节检出情况（女）

年龄/岁	体检人数/人	甲状腺结节人数/人	检出率/%
合计	1 821 209	645 121	35.42
18～29	259 673	67 818	26.12
30～39	576 648	162 265	28.14
40～49	437 575	158 795	36.29
50～59	265 767	114 470	43.07
60～69	174 111	87 179	50.07
70～79	80 110	40 933	51.10
≥80	27 325	13 661	49.99

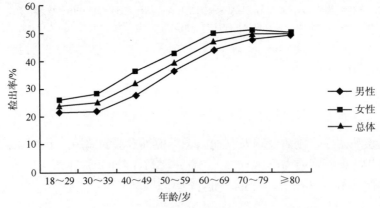

图 4-16　2023 年北京市各年龄段甲状腺结节检出情况

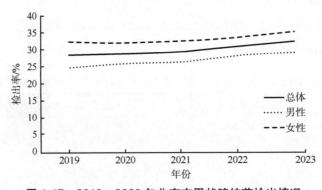

图 4-17　2019～2023 年北京市甲状腺结节检出情况

3. 分析

　　2023 年北京市体检统计结果显示，总体检人数为 3 738 309 人，其中男性 1 917 100 人，女性 1 821 209 人，总体人群、男性和女性人群甲状腺结节检出率分别为 32.40%、29.53% 和 35.42%。应用 SPSS23.0 软件对相关数据进行统计学分析，使用 χ^2 检验，$P<0.05$ 为差异有统计学意义。结果如下：女性人群检出率

（35.42%）高于男性（29.53%），χ^2 值为 14 825.921，$P<0.001$。在 18～29 岁、30～39 岁、40～49 岁、50～59 岁、60～69 岁、70～79 岁不同年龄段比较男性、女性检出率，χ^2 值分别为 1330.254（$P<0.001$）、5969.382（$P<0.001$）、7389.842（$P<0.001$）、2653.136（$P<0.001$）、1360.193（$P<0.001$）、166.706（$P<0.001$），差异均具有统计学意义。≥80 岁年龄段 χ^2 值为 2.590（$P=0.108$），差异无统计学意义。提示在 18～29 岁、30～39 岁、40～49 岁、50～59 岁、60～69 岁、70～79 岁各年龄段女性甲状腺结节检出率均高于男性，而 ≥80 岁后男女之间的差异无统计学意义。与其他年龄段不同，2021 年、2022 年 80 岁以上人群男性甲状腺结节检出率高于女性，2023 年 80 岁以上体检人群数量明显高于历年，结果为性别间差异无统计学意义。由于 80 岁以上体检人群在总体人群中占比小，历年该年龄段人群统计学结果不作统一考虑，故可能与该体检人群数量及类型差异有关，尚需更多的数据支持。从图 4-16 可以看出，甲状腺结节的检出率随年龄增长呈上升趋势，80 岁以前女性高于男性，80 岁以后两者之间无明显差异。

图 4-17 为近五年总体人群甲状腺结节检出率趋势图，从图中可以看出总体检出率呈缓慢上升趋势。女性甲状腺结节检出率明显高于男性。

4. 健康管理建议

目前提倡对体检发现的甲状腺结节进行系统的超声检查和临床风险因素评估，包括甲状腺功能及相关实验室检查，至少应包含促甲状腺激素（thyroid-stimulating hormone，TSH）水平，为后续的治疗策略提供依据[2]。近年来发现随着甲状腺结节检出率的提高，甲状腺癌检出率也急剧增加，但是甲状腺癌相关死亡率却没有显著变化，这是由于甲状腺癌中 95.1% 为乳头状甲状腺癌（papillary thyroid carcinoma，PTC），而在 PTC 中 51.2% 为直径 ≤10mm 的甲状腺乳头状微小癌（papillary thyroid microcarcinoma，PTMC）[3]，大多数 PTMC 患者可能终身不出现临床表现，故对低危 PTMC 可以积极监测而非手术切除。

为了避免甲状腺结节的过度诊断和治疗，我国发布了《2020 甲状腺结节超声恶性危险分层中国指南：C-TIRADS》。C-TIRADS 通过计数可疑超声恶性特征（实性、微钙化、极低回声、边缘模糊、边缘不规则或甲状腺外侵犯及垂直位等）的个数得到分值，再根据分值将结节分为六类，主要目的是确定哪些结节需要细针穿刺活检（fine needle aspiration，FNA）。需要强调 C-TIRADS 分级是为 FNA 提供依据，而非手术依据[4]。1～3 类无须 FNA，根据结节分类、大小、位置及患者焦虑程度，随访间隔为 6～24 个月。4 类及以上则根据结节大小、部位及症状给予不同的处理意见，是否需要手术根据 FNA 结果判断[4, 5]。手术切除仍是 PTC 的经典治疗方法，对于近年来备受关注的热消融技术，之前的指南及共识仅局限于低危 PTMC，2024 年我国推出 PTC 热消融治疗专家共识[6]，推荐热消融治疗为 Ⅰa 期无临近及远处转移的 PTC 的一线治疗方法之一，但要在对肿瘤进行充分的分期及评估、严格掌握适应证及禁忌证的前提下。

（陈东宁 崔 晶）

参 考 文 献

[1] Alexander EK，Cibas ES，Diagnosis of thyroid nodules[J]. Lancet Diabetes Endocrinol，2022（10）：533-539.

[2] Durante C，Hegedüs L，Czarniecka A，et al. 2023 European Thyroid Association Clinical Practice Guidelines for thyroid nodule management[J]. Eur Thyroid J，2023，12（5）：e230067.

[3] Zhao L，Pang P，Zang L，et al. Features and trends of thyroid cancer in patients with thyroidectomies in Beijing，China between 1994 and 2015：a retrospective study[J]. BMJ Open，2019，9（1）：e023334.

[4] 中华医学会超声医学分会浅表器官和血管学组. 2020 甲状腺结节超声恶性危险分层中国指南：C-TIRADS[J]. 中华超声影像学杂志，2021，30（3）：185-200.

[5] 中华医学会内分泌学分会，中华医学会外科学分会内分泌学组，中国抗癌协会头颈肿瘤专业委员会，等. 甲状腺结节和分化型甲状腺癌诊治指南（第二版）[J]. 中华内分泌代谢杂志，2023，39（3）：181-226.

[6] 中国抗癌协会肿瘤消融治疗专业委员会.甲状腺乳头状癌热消融治疗专家共识（2024 版）[J]. 中华内科杂志，2024，63（4）：355-364.

（八）颈动脉粥样硬化

1. 概述

以动脉粥样硬化为病理基础的心血管疾病是导致我国人口死亡的主要原因，其发病率和死亡率仍处于持续上升阶段[1]。颈动脉超声检查发现的颈动脉粥样硬化包括颈动脉内中膜（IMT）增厚、颈动脉斑块、颈动脉狭窄。超声检测 IMT 增厚≥1.0mm，为颈动脉 IMT 增厚；当 IMT 增厚≥1.5mm，凸出于血管腔内，或局限性血管内膜增厚高于周边 IMT 的 50%，为颈动脉斑块[2]；颈动脉狭窄程度≥50%为颈动脉狭窄。根据 *Lancet* 2020 年 5 月发表的一篇系统综述及荟萃分析[3]，2020 年全球 30～79 岁人群中，颈动脉 IMT 增厚检出率为 27.6%，受累人数达到 1 066 700 000 人；颈动脉斑块检出率为 21.1%，受累人数达到 815 760 000 人；颈动脉狭窄检出率为 1.5%，受累人数达到 57 790 000 人。颈动脉 IMT 增厚、颈动脉斑块、颈动脉狭窄老年人群超过年轻人群，男性多于女性。目前吸烟、糖尿病及高血压为颈动脉 IMT 增厚、颈动脉斑块的常见危险因素。在地区分布方面，西太平洋地区颈动脉 IMT 增厚、颈动脉斑块的检出率最高，非洲地区颈动脉 IMT 增厚的检出率最低，地中海东部地区颈动脉斑块的检出率最低[3]。在我国，对 31 个省 10 733 975 个体检者进行颈部血管超声检查[4]，发现颈动脉 IMT 增厚检出率为 26.2%，颈动脉斑块检出率为 21.0%，颈动脉狭窄检出率为 0.56%；颈部动脉粥样硬化的发生率在老年人群、男性、居住在中国北方的人群，以及合并高血压、糖尿病、血脂异常、代谢综合征的人群中较高。有研究表明[5-7]，伴颈动脉斑块与颈动脉狭窄的人群发生心血管疾病的风险增高；伴颈部动脉粥样硬化的人群更有可能发生其他部位的动脉粥样硬化疾病，如周围动脉疾病及冠心病[8, 9]。一种新型的卒中风险分类系统——Carotid-Plaque RADS[10]提出，颈动脉斑块分为 1～4 级，其中 1 级无发生同侧脑血管疾病风险，2 级有发生同侧脑血管疾病的低风险，3 级有发生同侧脑血管疾病的中风险，4 级有发生同侧脑血管疾病的高风险。因此，根据斑块的最大壁厚、溃疡是否愈合、是否富含脂质坏死核心、是否有斑块内出血、是否有纤维帽破裂及管腔内血栓形成，确定颈动脉斑块的分级，以判断发生同侧脑血管病的风险等级。

2. 颈动脉 IMT 增厚、颈动脉斑块及颈动脉狭窄检出情况

2023 年北京市各年龄段颈动脉 IMT 增厚、颈动脉斑块及颈动脉狭窄检出率分别为 11.7%、15.51%及 0.58%。各年龄段颈动脉 IMT 增厚、颈动脉斑块及颈动脉狭窄检出情况见表 4-42、图 4-18～图 4-20。

表 4-42　2023 年北京市各年龄段颈动脉 IMT 增厚、颈动脉斑块及颈动脉狭窄检出情况（总体）

年龄/岁	体检人数/人	颈动脉 IMT 增厚人数/人	颈动脉斑块人数/人	颈动脉狭窄人数/人	颈动脉 IMT 增厚检出率/%	颈动脉斑块检出率/%	颈动脉狭窄检出率/%
合计	2 276 249	266 279	353 131	13 197	11.70	15.51	0.58
18～29	218 668	3 791	2 023	441	1.73	0.93	0.20
30～39	541 571	18 527	9 257	775	3.42	1.71	0.14
40～49	577 704	47 791	42 462	1 458	8.27	7.35	0.25
50～59	445 935	77 367	97 404	2 768	17.35	21.84	0.62
60～69	296 846	70 556	107 724	3 256	23.77	36.29	1.10
70～79	140 800	34 960	67 303	2 968	24.83	47.80	2.11
≥80	54 725	13 287	26 958	1 531	24.28	49.26	2.80

2023 年北京市男性各年龄段颈动脉 IMT 增厚、颈动脉斑块及颈动脉狭窄检出率为 13.03%、17.94%及 0.66%。各年龄段颈动脉 IMT 增厚、颈动脉斑块及颈动脉狭窄检出情况见表 4-43、图 4-18～图 4-20。

表 4-43　2023 年北京市各年龄段颈动脉 IMT 增厚、颈动脉斑块及颈动脉狭窄检出情况（男）

年龄/岁	体检人数/人	颈动脉 IMT 增厚人数/人	颈动脉斑块人数/人	颈动脉狭窄人数/人	颈动脉 IMT 增厚检出率/%	颈动脉斑块检出率/%	颈动脉狭窄检出率/%
合计	1 224 575	159 589	219 734	8 141	13.03	17.94	0.66
18～29	113 291	2 306	1 373	111	2.04	1.21	0.10
30～39	289 153	12 838	6 965	376	4.44	2.41	0.13
40～49	310 593	31 562	30 860	982	10.16	9.94	0.32
50～59	252 629	49 020	66 712	1 737	19.40	26.41	0.69

续表

年龄/岁	体检人数/人	颈动脉 IMT 增厚人数/人	颈动脉斑块人数/人	颈动脉狭窄人数/人	颈动脉 IMT 增厚检出率/%	颈动脉斑块检出率/%	颈动脉狭窄检出率/%
60～69	156 954	38 598	63 629	2 134	24.59	40.54	1.36
70～79	71 660	17 968	35 143	1 966	25.07	49.04	2.74
≥80	30 295	7 297	15 052	835	24.09	49.68	2.76

2023 年北京市女性各年龄段颈动脉 IMT 增厚、颈动脉斑块及颈动脉狭窄检出率分别为 10.14%、12.68% 及 0.48%。各年龄段颈动脉 IMT 增厚、颈动脉斑块及颈动脉狭窄检出情况见表 4-44、图 4-18～图 4-20。

表 4-44 2023 年北京市各年龄段颈动脉 IMT 增厚、颈动脉斑块及颈动脉狭窄检出情况（女）

年龄/岁	体检人数/人	颈动脉 IMT 增厚人数/人	颈动脉斑块人数/人	颈动脉狭窄人数/人	颈动脉 IMT 增厚检出率/%	颈动脉斑块检出率/%	颈动脉狭窄检出率/%
合计	1 051 674	106 690	133 397	5 056	10.14	12.68	0.48
18～29	105 377	1 485	650	330	1.41	0.62	0.31
30～39	252 418	5 689	2 292	399	2.25	0.91	0.16
40～49	267 111	16 229	11 602	476	6.08	4.34	0.18
50～59	193 306	28 347	30 692	1 031	14.66	15.88	0.53
60～69	139 892	31 958	44 095	1 122	22.84	31.52	0.80
70～79	69 140	16 992	32 160	1 002	24.58	46.51	1.45
≥80	24 430	5 990	11 906	696	24.52	48.74	2.85

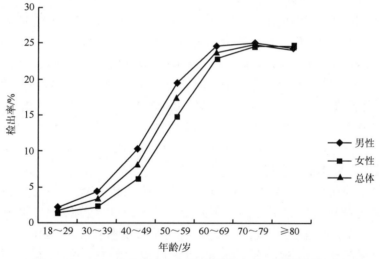

图 4-18 2023 年北京市各年龄段颈动脉 IMT 增厚检出情况

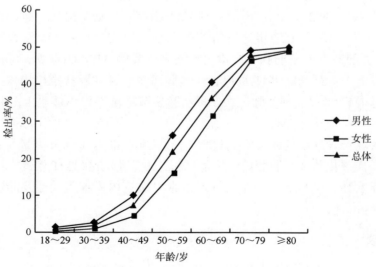

图 4-19 2023 年北京市各年龄段颈动脉斑块检出情况

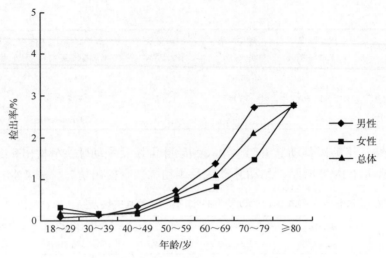

图 4-20　2023 年北京市各年龄段颈动脉狭窄检出情况

3. 分析

应用 SPSS17.0 软件对相关数据进行统计学分析，使用 χ^2 检验，以 $P<0.05$ 为差异有统计学意义。

本次统计结果显示，颈动脉 IMT 增厚检出总人数 266 279 人，其中男性为 159 589 人，女性为 106 690 人。总体人群、男性及女性人群颈动脉 IMT 增厚检出率分别为 11.7%、13.03% 及 10.14%，男性人群颈动脉 IMT 增厚检出率高于女性（ $\chi^2=4567.140$，$P<0.001$ ）；总体人群随年龄增长颈动脉 IMT 增厚检出率总体呈上升趋势。

本次统计结果显示，颈动脉斑块检出总人数 353 131 人，其中男性为 219 734 人，女性为 133 397 人。总体人群、男性及女性人群颈动脉斑块检出率分别为 15.51%、17.94% 及 12.68%，男性人群颈动脉斑块检出率高于女性（ $\chi^2=11\,940.532$，$P<0.001$ ）；总体人群随年龄增长颈动脉斑块检出率呈上升趋势。

本次统计结果显示，颈动脉狭窄检出总人数 13 197 人，其中男性为 8141 人，女性为 5056 人。总体人群、男性及女性人群颈动脉狭窄检出率分别为 0.58%、0.66% 及 0.48%，男性人群颈动脉狭窄检出率高于女性（ $\chi^2=332.478$，$P<0.001$ ）；女性 18～29 岁年龄段颈动脉狭窄检出率（0.31%）显著高于 30～39 岁年龄段（0.16%）（ $\chi^2=87.941$，$P<0.001$ ）及 40～49 岁年龄段（0.18%）（ $\chi^2=63.744$，$P<0.001$ ）。总体人群随年龄增长颈动脉狭窄检出率总体呈上升趋势。

通过对男女各年龄段颈动脉 IMT 增厚、颈动脉斑块、颈动脉狭窄检出率进行比较，发现颈动脉 IMT 增厚、颈动脉斑块、颈动脉狭窄检出率男性显著高于女性。总体人群各年龄段颈动脉 IMT 增厚、颈动脉斑块、颈动脉狭窄检出率总体呈上升趋势，特别是 50 岁以后检出率均明显升高。女性 18～29 岁年龄段颈动脉狭窄检出率显著高于 30～39 岁年龄段及 40～49 岁年龄段，可能与其他原因引起的颈动脉狭窄有关。

与全球数据[3]进行比较，2023 年北京市颈动脉 IMT 增厚、颈动脉斑块、颈动脉狭窄检出率分别低于全球的数据。与我国 31 省 2017～2022 年的数据[4]进行比较，2023 年北京市颈动脉 IMT 增厚、颈动脉斑块检出率低于我国 31 省的数据，颈动脉狭窄检出率略高于我国 31 省的数据，考虑可能与北京市总体体检人群健康素养较高有关。而颈动脉 IMT 增厚、颈动脉斑块、颈动脉狭窄检出率男性显著高于女性，总体人群各年龄段颈动脉 IMT 增厚、颈动脉斑块、颈动脉狭窄检出率均总体呈上升趋势，与全球及我国 31 省最新数据一致。老年人群颈动脉 IMT 增厚、颈动脉斑块、颈动脉狭窄检出率高于年轻人群，原因在于动脉粥样硬化是随年龄增长表现出的慢性疾病过程[10-12]，颈动脉 IMT 厚度测量及颈动脉壁的结构变化，可作为早期全身动脉粥样硬化及平滑肌肥厚、增生的标志物。颈动脉 IMT 增厚、颈动脉斑块、颈动脉狭窄检出率男性显著高于女性，其机制可能是女性雌激素对血管内皮细胞功能及脂质体内平衡起到了保护作用[13]。

4. 健康管理建议

颈动脉粥样硬化的治疗，重在预防脑卒中，方法包括：①改变生活方式，具体措施包括戒烟、运动、减轻体重、减少脂肪和胆固醇摄入，多吃水果、蔬菜和低脂乳制品。②药物治疗，药物种类因人而异，一般包括他汀类药物，可降低低密度脂蛋白胆固醇；预防血凝块形成的药物，如阿司匹林；降压药物；糖尿病治疗药物。③若患者病情稳定、无症状且有重度（70%～99%）颈动脉狭窄，可给予单纯强化内科治疗或强化内科治疗联合血运重建，血运重建包括颈动脉内膜切除术及颈动脉支架术。

（张龙友　郑华光）

参 考 文 献

[1] 郭丽华, 钟节鸣, 方乐, 等. 心血管疾病高危人群临床预防性服务和生活方式调整综合干预效果评价[J]. 中华预防医学杂志, 2020, 54（4）: 411-415.

[2] 华扬, 惠品晶, 邢瑛琦. 中国脑卒中血管超声检查指导规范[J]. 中华医学超声杂志（电子版）, 2015, 1（8）: 599-610.

[3] Song P, Fang Z, Wang H, et al. Global and regional prevalence, burden and risk factors for carotid atherosclerosis: a systematic review, meta-analysis, and modeling study[J]. Lancet Glob Health, 2020, 8（5）: e721-e729.

[4] Fu JZ, Deng YH, Ma Y, et al. National and provincial-level prevalence and risk factors of carotid atherosclerosis in Chinese adults[J]. JAMA Netw Open, 2024: 7（1）: e2351225.

[5] Polak JF, Szklo M, Kronmal RA, et al. The value of carotid artery plaque and intima-media thickness for incident cardiovascular disease: the multi-ethnic study of atherosclerosis[J]. J Am Heart Assoc, 2013, 2（2）: e000087.

[6] Inaba Y, Chen JA, Bergmann SR. Carotid plaque, compared with carotid intima-media thickness, more accurately predicts coronary artery disease events: a meta-analysis[J]. Atherosclerosis, 2012, 220: 128-133.

[7] Plichart M, Celermajer DS, Zureik M, et al. Carotid intima-media thickness in plaque-free site, carotid plaques and coronary heart disease risk prediction in older adults. The three-city study[J]. Atherosclerosis, 2011, 219（2）: 917-924.

[8] Razzouk L, Rockman CB, Patel MR, et al. Co-existence of vascular disease in different arterial beds: peripheral artery disease and carotid artery stenosis-Data from Life Line Screening[J]. Atherosclerosis, 2015, 241（2）: 687-691.

[9] Sirimarco G, Amarenco P, Labrenche J, et al. Carotid atherosclerosis and risk of subsequent coronary event in outpatients with atherothrombosis[J]. Stroke, 2013, 44: 373-379.

[10] Saba L, Cau R, Murgia A, et al. Carotid Plaque-RADS A novel stroke risk classification system[J]. JACC: Cardiovasc Imaging, 2024, 17（1）: 62-75.

[11] Hong YM. Atherosclerotic cardiovascular disease beginning in childhood[J]. Korean Circ J, 2010, 40（1）: 1-9.

[12] McGill HC Jr, McMahan CA, Herderick EE, et al. Origin of atherosclerosis in childhood and adolescence[J]. Am L Clin Nutr, 2000, 72（5suppl）: 1307s-1315s.

[13] Sangiorgi G, Roversi S, Biondi Zoccai G, et al. Sex-related differences in carotid plaques features and inflammations[J]. J Vasc Surg, 2013, 57（2）: 338-344.

（九）空腹血糖升高、糖化血红蛋白升高

1. 概述

空腹血糖升高和（或）糖化血红蛋白（HbA$_{1c}$）升高是糖代谢紊乱的关键特征。糖代谢紊乱包括糖尿病前期和糖尿病。糖尿病前期根据空腹血糖和餐后2小时血糖水平进一步分为空腹血糖受损（impaired fasting glucose, IFG）、糖耐量减低（impaired glucose tolerance, IGT）及两者的混合状态（IFG+IGT）[1]。糖尿病前期是糖尿病发病前的过渡阶段。糖尿病根据病因不同分为 1 型糖尿病、2 型糖尿病、特殊类型糖尿病和妊娠期糖尿病 4 种类型，其中 2 型糖尿病是临床最常见类型[2]。糖代谢状态分类标准、糖尿病的诊断标准和中国成人糖尿病前期诊断标准[1-3]见表 4-45～表 4-47。

表 4-45　糖代谢状态分类标准（世界卫生组织，1999）

糖代谢状态	静脉血浆葡萄糖/（mmol/L）	
	空腹血糖	糖负荷后 2 小时血糖
正常血糖	<6.1	<7.8
空腹血糖受损	≥6.1, <7.0	<7.8
糖耐量受损	<7.0	≥7.8, <11.1
糖尿病	≥7.0	≥11.1

表 4-46　糖尿病的诊断标准

诊断标准	静脉血浆葡萄糖或 HbA$_{1c}$ 水平
典型糖尿病症状	
加上随机血糖	≥11.1mmol/L
或加上空腹血糖	≥7.0mmol/L
或加上 OGTT 2 小时血糖	≥11.1mmol/L
或加上 HbA$_{1c}$	≥6.5%
无糖尿病典型症状者，需改日复查确认	

注：OGTT，口服葡萄糖耐量试验。

表 4-47　中国成人糖尿病前期诊断标准

静脉血浆葡萄糖及 HbA$_{1c}$ 水平	糖尿病前期		
	IFG	IGT	IFG+IGT
空腹血糖/（mmol/L）	≥6.1，<7.0	<6.1	≥6.1，<7.0
加上糖负荷后 2 小时血糖/（mmol/L）	<7.8	≥7.8，<11.1	≥7.8，<11.1
和（或）加上 HbA$_{1c}$（%）		≥5.7，<6.5	

　　根据国际糖尿病联盟（IDF）发布的《全球糖尿病地图（第 10 版）》，糖尿病是 21 世纪增长最快的全球卫生紧急事件，其导致的健康医疗负担逐年增加。2021 年，全球 20～79 岁的成年人中，约 10.5% 患糖尿病，患病人数达到 5.37 亿，较 2019 年增加了 7400 万，增幅达 16%。我国过去 10 余年间（2011～2021 年），糖尿病患者由 9000 万增加至 1.4 亿，增幅达 56%，预测到 2045 年，将增至 1.75 亿。2021 年，我国成年人中，伴有 IGT 和 IFG 的糖尿病前期患者分别为 1.7 亿和 2700 万，预测到 2045 年，将分别增至 1.96 亿和 3000 万[4]。2022 年首部《中国糖尿病地图》要点速览报告指出，2015～2019 年期间我国 2 型糖尿病总体患病率已达到 14.92%。糖尿病前期和糖尿病导致了严重的社会经济负担。

2. 空腹血糖升高和糖化血红蛋白升高检出情况

　　（1）2023 年北京市各年龄段空腹血糖升高检出情况，见表 4-48～表 4-50、图 4-21。

表 4-48　2023 年北京市各年龄段空腹血糖升高检出情况（总体）

年龄/岁	体检人数/人	空腹血糖升高/人次	检出率/%
合计	4 435 031	566 390	12.77
18～29	703 721	20 853	2.96
30～39	1 345 675	77 787	5.78
40～49	1 014 257	123 299	12.16
50～59	694 831	144 835	20.84
60～69	417 179	117 171	28.09
70～79	188 481	59 480	31.56
≥80	70 887	22 965	32.40

表 4-49　2023 年北京市各年龄段空腹血糖升高检出情况（男）

年龄/岁	体检人数/人	空腹血糖升高/人次	检出率/%
合计	2 312 113	370 901	16.04
18～29	358 947	12 572	3.50
30～39	692 732	54 375	7.85
40～49	526 418	86 739	16.48
50～59	390 301	101 738	26.07
60～69	212 959	70 402	33.06
70～79	92 229	31 860	34.54
≥80	38 527	13 215	34.30

表 4-50　2023 年北京市各年龄段空腹血糖升高检出情况（女）

年龄/岁	体检人数/人	空腹血糖升高/人次	检出率/%
合计	2 122 918	195 489	9.21
18～29	344 774	8 281	2.40
30～39	652 943	23 412	3.59
40～49	487 839	36 560	7.49
50～59	304 530	43 097	14.15
60～69	204 220	46 769	22.90
70～79	96 252	27 620	28.70
≥80	32 360	9 750	30.13

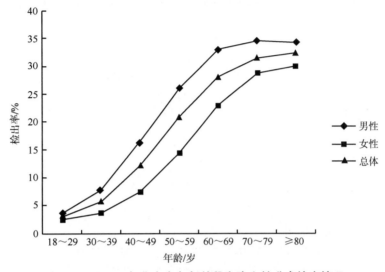

图 4-21　2023 年北京市各年龄段空腹血糖升高检出情况

（2）2023 年北京市各年龄段糖化血红蛋白升高检出情况，见表 4-51～表 4-53、图 4-22。

表 4-51　2023 年北京市各年龄段糖化血红蛋白升高检出情况（总体）

年龄/岁	体检人数/人	糖化血红蛋白升高/人次	检出率/%
合计	1 928 558	211 075	10.94
18～29	226 880	5 271	2.32
30～39	510 073	18 717	3.67
40～49	456 471	34 338	7.52
50～59	353 769	55 776	15.77
60～69	226 906	53 224	23.46
70～79	108 491	29 718	27.39
≥80	45 968	14 031	30.52

表 4-52　2023 年北京市各年龄段糖化血红蛋白升高检出情况（男）

年龄/岁	体检人数/人	糖化血红蛋白升高/人次	检出率/%
合计	1 039 932	132 537	12.74
18～29	113 477	2 774	2.44
30～39	265 292	12 424	4.68
40～49	246 150	24 040	9.77
50～59	206 261	37 952	18.40
60～69	124 501	30 877	24.80
70～79	57 852	16 314	28.20
≥80	26 399	8 156	30.90

表 4-53   2023 年北京市各年龄段糖化血红蛋白升高检出情况（女）

年龄/岁	体检人数/人	糖化血红蛋白升高/人次	检出率/%
合计	888 626	78 538	8.84
18～29	113 403	2 497	2.20
30～39	244 781	6 293	2.57
40～49	210 321	10 298	4.90
50～59	147 508	17 824	12.08
60～69	102 405	22 347	21.82
70～79	50 639	13 404	26.47
≥80	19 569	5 875	30.02

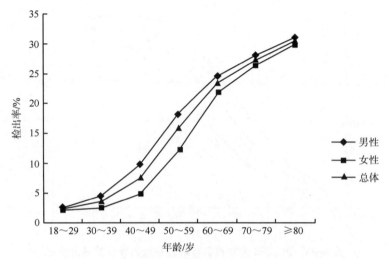

图 4-22   2023 年北京市各年龄段糖化血红蛋白升高检出情况

3. 分析

（1）空腹血糖升高：本次统计结果显示，空腹血糖检测总人数 4 435 031 人，其中男性为 2 312 113 人，女性为 2 122 918 人。以空腹血糖≥6.1mmol/L 为血糖升高的诊断标准，总体人群、男性及女性空腹血糖升高检出率分别为 12.77%、16.04% 及 9.21%，男性人群空腹血糖升高检出率明显高于女性；男性和女性人群空腹血糖升高检出率随年龄增长总体呈上升趋势。

应用 SPSS29.0 软件对相关数据进行统计学分析，使用 χ^2 检验，以 $P<0.05$ 为差异有统计学意义。结果如下：男性人群空腹血糖升高检出率（16.04%）明显高于女性人群（9.21%），χ^2 值为 46 388，$P<0.001$，差异有统计学意义。此外，在 18～29 岁、30～39 岁、40～49 岁、50～59 岁、60～69 岁、70～79 岁和≥80 岁不同年龄段间进行男女比较，χ^2 值分别为 740、11 219、19 132、14 717、5325、745 和 139，P 均<0.001，差异有统计学意义。

与既往资料比较，2023 年空腹血糖升高的总体检出率、男性和女性人群检出率均较 2022 年（分别为 11.58%、14.80% 和 8.31%）升高，χ^2 值分别为 2339、1061 和 865，P 均<0.001，差异有统计学意义；而且，2023 年的检出率高于 2019～2022 年五年的平均检出率（总体检出率、男性和女性人群检出率分别为 11.11%、14.02% 和 7.94%），χ^2 值分别为 4477、2850 和 1660，P 均<0.001，差异有统计学意义。

（2）糖化血红蛋白升高：糖化血红蛋白检测总人数 1 928 558 人，其中男性为 1 039 932 人，女性为 888 626 人。总体人群、男性及女性糖化血红蛋白升高检出率分别为 10.94%、12.74% 及 8.84%，男性检出率明显高于女性；男性和女性糖化血红蛋白升高检出率随年龄增长呈上升趋势。

应用 SPSS29.0 软件对相关数据进行统计学分析，使用 χ^2 检验，以 $P<0.05$ 为差异有统计学意义。结果如下：男性检出率（12.74%）明显高于女性（8.84%），χ^2 值为 7502，$P<0.001$，差异有统计学意义。

此外，在 18～29 岁、30～39 岁、40～49 岁、50～59 岁、60～69 岁和 70～79 岁不同年龄段间进行男女比较，χ^2 值分别为 14、1606、3866、2583、277 和 40，P 均＜0.001，差异有统计学意义。≥80 岁年龄段男性检出率（30.90%）略高于女性（30.02%），但差异无统计学意义。

与既往资料比较，2023 年糖化血红蛋白升高总体检出率、男性和女性检出率均较 2022 年（分别为 10.39%、12.35%和8.28%）升高，χ^2 值分别为 238、54 和 141，P 均＜0.001，差异有统计学意义；而且，2023 年的检出率高于 2019～2022 年五年的平均检出率（总体检出率、男性和女性检出率分别为 9.91%、11.69%和7.79%），χ^2 值分别为 509、1982 和 445，P 均＜0.001，差异有统计学意义。

4. 健康管理建议

应针对不同人群进行分层分级的健康管理。控制糖尿病危险因素，及时发现糖尿病前期高危人群并进行有效管理是预防糖尿病发生的关键。生活方式干预作为预防糖尿病的基石应贯穿于始终。

（1）正常人群：在一般人群中开展健康教育，提高人群对糖尿病防治的知晓度和参与度，倡导合理膳食、控制体重、适量运动、限盐、戒烟、限酒、心理平衡的健康生活方式，提高社区人群整体的糖尿病防治意识[3]，并尽早识别糖尿病高危人群。成年糖尿病高危人群包括：①有糖尿病前期史；②年龄≥40 岁；③BMI≥24kg/m² 和（或）向心性肥胖（男性腰围≥90cm，女性腰围≥85cm）；④一级亲属有糖尿病史；⑤缺乏体力活动者；⑥有巨大儿分娩史或有妊娠期糖尿病病史的女性；⑦有多囊卵巢综合征病史的女性；⑧有黑棘皮病者；⑨有高血压史，或正在接受降压治疗者；⑩高密度脂蛋白胆固醇＜0.90mmol/L 和（或）甘油三酯＞2.22mmol/L，或正在接受调脂药治疗者；⑪有动脉粥样硬化性心血管疾病（ASCVD）史；⑫有类固醇类药物使用史；⑬长期接受抗精神病药物或抗抑郁症药物治疗；⑭中国糖尿病风险评分（Chinese diabetes risk score，CDRS）总分≥25 分[3]。

（2）糖尿病前期人群：糖尿病前期的干预原则为，应依据发生糖尿病的风险高低进行分层管理。具体包括：①极高风险人群：HbA$_{1c}$＞6%者[5]。②高风险人群：IFG+IGT 人群（无论是否合并其他糖尿病危险因素），或者单纯 IFG 或 IGT 合并 1 种及以上其他糖尿病危险因素者。③低风险人群：单纯 IFG 或 IGT 人群。生活方式干预应作为预防糖尿病的基石并贯穿糖尿病前期干预的始终。低风险人群进行强化生活方式干预，高风险和极高风险人群在生活方式干预基础上考虑联合药物治疗[6, 7]。

生活方式干预主要包括以下几个方面：

1）控制体重：超重或肥胖者体重减轻 3%～5%是体重管理的基本要求，可根据患者的具体情况制订更严格的减重目标，使 BMI 达到或接近 23kg/m² 或体重至少下降 7%，男性腰围＜85cm，女性腰围＜80cm，腰围身高比＜0.49[1]。

2）合理膳食：对糖尿病前期患者并不推荐特定的膳食模式，建议合理平衡膳食。每日所需总能量中 45%～60%来自碳水化合物，25%～35%来自脂肪，15%～20%来自蛋白质。烹饪时尽量采用植物油，摄入富含多不饱和和单不饱和脂肪酸的食物，限制摄入饱和脂肪酸，避免食用反式脂肪酸；适当进食粗粮等富含膳食纤维的食物，且应计入每日摄入总能量。

3）运动干预：推荐有氧运动和抗阻运动的联合运动干预，多样的运动形式有利于增强个体对运动干预的依从性。推荐每周≥150 分钟的中等强度活动。此外，应增加静息运动，避免久坐的生活方式。

4）控制危险因素：糖尿病前期个体往往同时合并高血压、高血脂及高尿酸等健康危险因素，应积极管控合并的健康危险因素。

药物干预：根据糖尿病前期人群的风险分层，低风险者先实施生活方式干预，6 个月后未达到预期干预目标，可考虑启动药物干预；高风险和极高风险者可考虑在生活方式干预的同时启动药物干预。肥胖的糖尿病前期患者可考虑应用二甲双胍预防糖尿病。阿卡波糖是目前唯一在我国获得 IGT 适应证的药物[1]。

（3）糖尿病人群：应在生活方式干预的基础上，在医生指导下进行积极的药物治疗。胰岛素是 1 型糖尿病患者控制血糖的有效措施。2 型糖尿病应用口服降糖药和（或）胰岛素控制血糖。二甲双胍是 2 型糖尿病患者控制高血糖的一线用药。单用二甲双胍血糖控制不佳的患者，可联合应用其他类型的口服降糖药或者胰岛素降糖。合并心血管疾病或者慢性肾脏病的 2 型糖尿病患者可优先联合 GLP-1R（利拉鲁肽、司美格鲁肽等）或 SGLT2i（达格列净、恩格列净等）改善生存预后。规律监测血糖是评估血糖控制效果及预防低血糖的有效措施。建议糖尿病患者空腹血糖控制在 4.4～7.0mmol/L，非空腹血糖＜10mmol/L，糖化血红蛋白＜7%[8]。

（褚　熙　慈晓伟）

参 考 文 献

[1] 中华医学会内分泌学分会，中华医学会糖尿病学分会，中国医师协会内分泌代谢科医师分会. 中国成人糖尿病前期干预的专家共识（2023 版）[J]. 中华糖尿病杂志，2023，15（6）：484-494.

[2] 葛均波，徐永健，王辰. 内科学[M]. 9 版. 北京：人民卫生出版社，2018.

[3] 中华医学会糖尿病学分会. 中国 2 型糖尿病防治指南（2020 年版）[J]. 中华糖尿病杂志，2021，13（4）：315-409.

[4] International Diabetes Federation. IDF Diabetes Atlas 2021[EB/OL]. 10th ed. [2021-06-21]. http：//www. diabetesatlas. org.

[5] ElSayed NA，Aleppo G，Aroda VR, et al. 2. Classification and diagnosis of diabetes：standards of care in diabetes-2023[J]. Diabetes Care，2023，46（Suppl 1）：S19-S40.

[6] Garber AJ，Handelsman Y，Grunberger G，et al. Consensus statement by the American Association of Clinical Endocrinologists and American College of Endocrinology on the Comprehensive Type 2 Diabetes Management Algorithm-2020 executive summary[J]. Endocr Pract，2020，26（1）：107-139.

[7] ElSayed NA，Aleppo G，Aroda VR，et al. Prevention or delay of type 2 diabetes and associated comorbidities：standards of care in diabetes-2023[J]. Diabetes Care，2023，46（Suppl 1）：S41-S48.

[8] 中华医学会糖尿病学分会，国家基层糖尿病防治管理办公室. 国家基层糖尿病防治管理指南（2022）[J]. 中华内科杂志，2022，61（3）：249-262.

（十）龋病

1. 概述

口腔作为消化道的首要门户，承载着咀嚼食物、辅助发音及维持面部形态等功能。口腔健康状况不仅是全身健康稳固的基石，更是生活质量提升不可或缺的要素。

龋病是最常见的口腔疾病之一，是以细菌为主的多重因素影响下，发生在牙体硬组织的一种慢性进行性破坏性疾病[1]。龋病的患病率高，第四次全国口腔健康流行病学调查结果显示，5 岁、12 岁、35～44 岁年龄段人群患龋率分别为 70.9%、34.5%、89.0%。龋病很大程度上可以预防，早期治疗效果较好。但是，若没有及时治疗，龋病可进一步引发牙髓炎、根尖周炎、颌骨炎症等，常常会给个人、家庭和社会带来沉重的经济负担。目前，龋病已经成为世界上常见的非传染性疾病和主要的公共卫生问题之一[2]。

2. 龋病检出情况

龋病在女性前十位重大异常体征中排在第六位，而对于男性，龋病未列入前十位重大异常体征，说明本病更多发于女性。具体情况见表 4-54～表 4-56、图 4-23。

表 4-54　2023 年北京市各年龄段龋病检出情况

年龄/岁	体检人数/人	龋病人数/人	检出率/%
合计	2 230 658	381 028	17.08
18～29	343 529	61 147	17.80
30～39	679 727	135 671	19.96
40～49	513 997	87 471	17.02
50～59	339 671	49 337	14.52
60～69	222 177	30 545	13.75
70～79	96 765	12 491	12.91
≥80	34 792	43 66	12.55

表 4-55 2023 年北京市男性各年龄段龋病检出情况

年龄/岁	体检人数/人	龋病人数/人	检出率/%
合计	1 198 832	185 679	15.49
18～29	180 192	29 846	16.56
30～39	362 956	66 566	18.34
40～49	278 238	42 825	15.39
50～59	192 792	24 428	12.67
60～69	116 413	13 650	11.73
70～79	49 449	5 814	11.76
≥80	18 792	2 550	13.57

表 4-56 2023 年北京市女性各年龄段龋病检出情况

年龄/岁	体检人数/人	龋病人数/人	检出率/%
合计	1 031 826	195 349	18.93
18～29	163 337	31 301	19.16
30～39	316 771	69 105	21.82
40～49	235 759	44 646	18.94
50～59	146 879	24 909	16.96
60～69	105 764	16 895	15.97
70～79	47 316	6 677	14.11
≥80	16 000	1 816	11.35

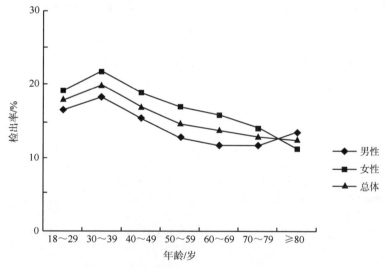

图 4-23 2023 年北京市各年龄段龋病检出情况

纵观 2019～2023 年数据，总体人群、男性和女性人群的龋病检出率均在 2020 年最低，其中总体人群和女性人群龋病检出率在 2021～2023 年呈逐年升高趋势（图 4-24）。

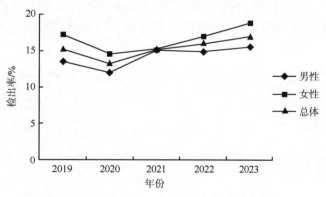

图 4-24 2019～2023 年北京市龋病检出情况

3. 分析

本次统计结果显示，龋病检测总人数 2 230 658 人，其中男性为 1 198 832 人，女性为 1 031 826 人。总体人群、男性和女性龋病检出率分别为 17.08%、15.49% 和 18.93%。

应用 SPSS26.0 软件对相关数据进行统计学分析，使用 χ^2 检验，以 $P<0.05$ 为差异有统计学意义。结果如下：男性人群检出率（15.49%）低于女性（18.93%），χ^2 值为 4644，$P<0.01$，差异有统计学意义。此外，在 18～29 岁、30～39 岁、40～49 岁、50～59 岁、60～69 岁、70～79 岁、≥80 岁不同年龄段间进行男女比较，χ^2 值分别为 396、1279、1136、1235、844、119、39，P 均<0.01，差异有统计学意义。龋病检出率仅在 ≥80 岁年龄段男性高于女性，其余年龄段均为女性高于男性。另外，通过对男性、女性各年龄段间的检出率进行比较，龋病检出率在 30～39 岁年龄段达峰值。

4. 健康管理建议

良好的口腔卫生习惯、科学合理的饮食管理及定期口腔检查等措施，对于维护口腔健康、提升生活质量、减轻社会经济负担具有积极的意义[3]。

（1）良好的口腔卫生习惯：早晚各一次有效刷牙，并使用含氟牙膏，每次刷牙不少于 2 分钟，要做到"面面俱到"。牙线、牙间隙刷对于清洁牙齿邻面必不可少。

（2）科学合理的饮食管理：减少甜食摄入量和次数，包括糖果、甜点、含糖果汁、碳酸饮料等。在摄入含糖饮食后充分漱口，减少糖分在口腔内的滞留和浓度，避免牙齿长期处在糖分发酵后的酸性环境中。

（3）定期口腔检查：建议至少每年进行一次口腔检查，对于龋病易感者，应适当缩短复查时间。医生会从患者口腔卫生健康整体出发，预测龋病发生相关风险，采取相应的健康促进、预防或治疗等措施[4]。常见的预防龋病发生的无创性措施包括窝沟封闭和局部涂氟[5]，前者主要预防窝沟龋，后者主要预防光滑面龋，均需要专业医师来操作。

（刘　敏　任　雯）

参 考 文 献

[1] 周学东. 牙体牙髓病学[M]. 5 版. 北京：人民卫生出版社，2020.
[2] 黄港，曹桂莹，刘民. 1990—2019 年中国龋病的疾病负担现状及变化趋势研究[J]. 中国全科医学，2024，27（14）：1735-1741.
[3] 冯希平. 口腔预防医学[M]. 7 版. 北京：人民卫生出版社，2020.
[4] 陈智，陈瑞甜. 龋病再认识[J]. 口腔医学研究，2020，36：1-6.
[5] 杨洁如，吕文飞，胡欢，等. 氟在口腔微生态作用中的研究进展[J]. 微生物学通报，2024，51（10）：3836-3846.

（十一）痔疮

1. 概述

在我国，混合痔的流行病学研究表明这种病症在不同年龄段和人群中均有较高的发病率。我国混合痔的总体发病率较高，临床研究和医院数据表明[1]，混合痔占所有痔疮病例的 50%～70%。混合痔通常发生于 30～60 岁人群，但随着生活方式的改变，年轻人群体的发病率也在上升。混合痔在男性和女性中的发病率接近，但某些研究显示男性的发病率稍高，这可能与男性常见的长时间久坐、便秘及重体力劳动等因素有关。

2. 痔疮检出情况

2021～2023 年北京市痔疮总体检出率分别为 12.01%、13.33%、13.03%。具体情况见表 4-57～表 4-59、图 4-25。

表 4-57　2023 年北京市各年龄段痔疮检出情况（总体）

年龄/岁	体检人数/人	痔疮检出人数/人	检出率/%
合计	4 351 213	567 117	13.03
18～29	786 476	63 513	8.08
30～39	1 319 854	145 985	11.06
40～49	970 377	132 738	13.68
50～59	665 250	104 971	15.78
60～69	379 947	75 396	19.84
70～79	167 331	33 511	20.03
≥80	61 978	11 003	17.75

表 4-58　2023 年北京市各年龄段痔疮检出情况（男）

年龄/岁	体检人数/人	痔疮检出人数/人	检出率/%
合计	2 261 851	192 430	8.51
18～29	402 867	20 007	4.97
30～39	680 078	50 183	7.38
40～49	500 606	45 173	9.02
50～59	369 884	35 902	15.05
60～69	192 802	24 854	12.89
70～79	82 355	11 684	14.19
≥80	33 259	4 627	13.91

表 4-59　2023 年北京市各年龄段痔疮检出情况（女）

年龄/岁	体检人数/人	痔疮检出人数/人	检出率/%
合计	2 089 362	374 687	17.93
18～29	383 609	43 506	11.34
30～39	639 776	95 802	14.97
40～49	469 771	87 565	18.64
50～59	295 366	69 069	23.38
60～69	187 145	50 542	27.01
70～79	84 976	21 827	25.69
≥80	28 719	6 376	22.20

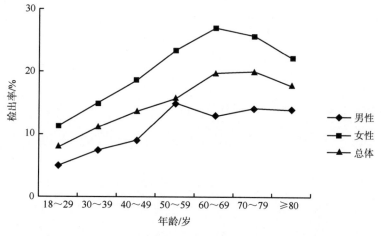

图 4-25　2023 年北京市各年龄段痔疮检出情况（总体）

3. 分析

本次统计结果显示，2023 年北京市痔疮共检出 567 117 人，其中男性 192 430 人，女性 374 687 人。总体人群、男性及女性痔疮检出率分别为 13.03%、8.51% 及 17.93%。女性检出率明显高于男性，70 岁之前女性检出率随年龄增长呈上升趋势。

应用 SPSS17.0 软件对相关数据进行统计学分析，使用 χ^2 检验，以 $P<0.05$ 为差异有统计学意义。结果如下：男性人群检出率（18.03%）明显高于女性（8.71%），$P<0.01$，差异有统计学意义。此外，在 18～29 岁、30～39 岁、40～49 岁、50～59 岁、60～69 岁不同年龄段间进行男女比较，χ^2 值分别为 218 457、43 471 133、3 294 497、4 310 064、5 431 426，P 均 <0.01，差异有统计学意义。

4. 健康管理建议

（1）生活方式调整。避免久坐：长时间坐着会加重混合痔的症状。尽量每隔 1 小时起身活动一下，进行简单的运动或伸展。适度运动：定期进行运动，如快走、游泳或骑自行车，能够促进血液循环，减轻痔疮的症状。良好的排便习惯：避免长时间憋便，排便时尽量保持轻松，避免用力过度。使用便便凳可以帮助保持良好的排便姿势。

（2）饮食改善。①增加纤维摄入：饮食中增加高纤维食物，如全谷物、蔬菜、水果和豆类，有助于保持大便通畅，减少便秘。②充足水分：每天饮用足够的水，以保持大便湿润，减少便秘的发生。③避免摄入刺激性食物：减少辛辣、油腻和刺激性食物的摄入，这些食物可能会加重肛门区域的刺激和不适。

（3）局部护理。①温水坐浴：每天进行温水坐浴，可以缓解疼痛、减轻瘙痒并促进血液循环。每次坐浴 10～15 分钟。②局部用药：使用医生推荐的痔疮膏或栓剂，这些药物可以缓解疼痛、消炎和减少肿胀。保持干燥：保持肛门区域的干燥和清洁，避免使用刺激性肥皂或湿巾，建议使用温水清洗。

（4）医疗干预。①定期检查：如果症状严重或持续存在，应定期就医检查。医生可以通过肛门直肠检查或其他辅助检查来评估病情。②治疗方案：根据病情的严重程度，医生可能会建议药物治疗、非手术疗法或手术治疗。选择适合的治疗方案可以有效缓解症状。

（5）心理调适：长期的压力和焦虑可能会影响肠道健康，尝试放松和减压的方法，如瑜伽、冥想或深呼吸练习。

（于国志）

参 考 文 献

[1] Liu J，Chen X. Management of mixed hemorrhoids：a review of current evidence[J]. World J Gastroenterol，2020，26（10）：1062-1074.

第五章

体重管理专题

（一）健康体重，一起行动

随着社会的发展和生产生活方式的改变，我国居民健康状况在得到持续改善的同时，超重和肥胖问题日益突出。体重异常特别是超重和肥胖是导致糖尿病、高血压等心脑血管疾病和部分癌症等疾病的重要危险因素，已成为危害群众健康的重大公共卫生问题，亟须加强干预，予以改善。

超重和肥胖被定义为会对健康构成风险的异常或过多的脂肪堆积。肥胖也是一种慢性复杂疾病，其病因包括致胖环境、心理社会因素和基因变异。肥胖不仅影响患者的睡眠、活动等[1]，而且被证实会大大增加代谢综合征、2型糖尿病、高血压、心血管疾病及癌症等多种慢性非传染性疾病的患病风险，进而导致预期寿命的缩短，以及个人和社会医疗负担的增加[2-4]。然而，随着社会经济的发展，人们的生活方式和饮食结构发生了改变，导致肥胖的患病率迅速上升，WHO 数据显示 2022 年全球已有 43% 的成年人患有超重或肥胖[5]，而这一比例在我国则超过了 50%[6]，高于国际平均水平，并且若不加以控制，2030 年这一比例将达到 65.3%[7]。可见肥胖已经成为我国乃至全球面临的重大公共卫生问题。

近日，国家卫生健康委员会联合教育部、体育总局等 16 部门启动"体重管理年"活动，并制定《"体重管理年"活动实施方案》。方案明确，自 2024 年起，力争通过 3 年左右的时间，实现体重管理支持性环境广泛建立，全民体重管理意识和技能显著提升，健康生活方式更加普及，部分人群体重异常状况得以改善，全民参与、人人受益的体重管理良好局面逐渐形成。为贯彻落实"体重管理年"活动实施方案，北京市卫生健康委员会、北京市体育局、北京市总工会联合发布《关于开展 2024 年北京市民健康体重行动的通知》，为实现《健康北京行动（2020—2030 年）》提出的"成人肥胖增长率持续减缓"的目标，健康体检医疗机构作为健康筛查和健康促进的重要环节，在市民了解自身体重健康状况、体重管理健康科普、体重健康干预中发挥着重要作用。

（二）超重、肥胖、向心性肥胖和腰臀比异常检出情况

在临床实践中，通常用体重指数（BMI）来评估超重、肥胖，该指数用体重（千克）除以身高（米）的平方来表示（单位：kg/m²）。BMI 兼顾体重和身高两个因素，主要反映全身性的超重和肥胖，即反映的是体内脂肪总量。根据《中国成人超重和肥胖症预防控制指南》推荐的分类标准，24kg/m²≤BMI＜28kg/m² 为超重，BMI≥28kg/m² 为肥胖。尽管 BMI 是评价肥胖时应用最广泛的身体测量指标，但研究发现，肥胖的代谢风险在很大程度上取决于体重分布，其中内脏脂肪组织而非皮下脂肪与肥胖并发症密切相关，包括 2 型糖尿病、非酒精性脂肪肝、心血管疾病和某些类型的癌症[2]，因此腰围（waist circumference，WC）和腰臀比（waist-to-hip ratio，WHpR）作为评价内脏脂肪的身体测量指标，被广泛应用于人群。根据《中国 2 型糖尿病防治指南（2020 年版）》推荐的分类标准，向心性肥胖的定义为男性腰围≥90cm、女性腰围≥85cm。根据亚洲肥胖协作组推荐的分类标准，腰臀比异常的定义为男性的腰臀比＞0.9，女性的腰臀比＞0.8。

2023 年在北京市开展 BMI 测量体检的 5 060 250 人次中，总体人群超重检出率为 28.62%，男性超重检出率为 34.91%，女性超重检出率为 21.63%。总体人群肥胖检出率为 14.27%，男性肥胖检出率为 18.97%，女性肥胖检出率为 9.04%。总体人群向心性肥胖检出率为 8.36%，男性向心性肥胖检出率为 9.78%，女性向心性肥胖检出率为 6.75%。总体人群腰臀比异常检出率为 12.73%，男性腰臀比异常检出率为 14.60%，女性

腰臀比异常检出率为 10.61%。具体情况见表 5-1～表 5-6、图 5-1～图 5-4。

2019～2023 年，北京市总体人群、男性及女性人群超重、肥胖、向心性肥胖和腰臀比异常检出情况，见表 5-7～表 5-12、图 5-5～图 5-8。

表 5-1　2023 年北京市各年龄段超重和肥胖检出情况（总体）

年龄/岁	体检人数/人	超重人数/人	肥胖人数/人	超重检出率/%	肥胖检出率/%
合计	5 060 250	1 448 448	721 999	28.62	14.27
18～29	906 780	180 245	100 400	19.88	11.07
30～39	1 524 160	394 423	205 521	25.88	13.48
40～49	1 135 634	350 508	177 664	30.86	15.64
50～59	789 026	274 898	128 058	34.84	16.23
60～69	439 199	158 499	69 099	36.09	15.73
70～79	192 779	67 642	32 125	35.09	16.66
≥80	72 672	22 233	9 132	30.59	12.57

表 5-2　2023 年北京市各年龄段超重和肥胖检出情况（男）

年龄/岁	体检人数/人	超重人数/人	肥胖人数/人	超重检出率/%	肥胖检出率/%
合计	2 663 638	929 962	505 233	34.91	18.97
18～29	469 412	122 286	74 409	26.05	15.85
30～39	794 841	269 367	154 886	33.89	19.49
40～49	594 536	223 334	124 632	37.56	20.96
50～59	445 467	174 356	89 181	39.14	20.02
60～69	225 875	91 696	40 782	40.60	18.06
70～79	94 764	36 093	16 440	38.09	17.35
≥80	38 743	12 830	4 903	33.12	12.66

表 5-3　2023 年北京市各年龄段超重和肥胖检出情况（女）

年龄/岁	体检人数/人	超重人数/人	肥胖人数/人	超重检出率/%	肥胖检出率/%
合计	2 396 612	518 486	216 766	21.63	9.04
18～29	437 368	57 959	25 991	13.25	5.94
30～39	729 319	125 056	50 635	17.15	6.94
40～49	541 098	127 174	53 032	23.50	9.80
50～59	343 559	100 542	38 877	29.26	11.32
60～69	213 324	66 803	28 317	31.32	13.27
70～79	98 015	31 549	15 685	32.19	16.00
≥80	33 929	9 403	4 229	27.71	12.46

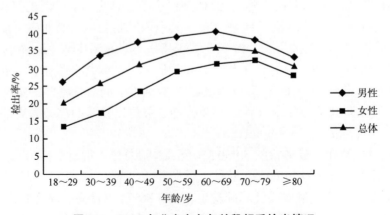

图 5-1　2023 年北京市各年龄段超重检出情况

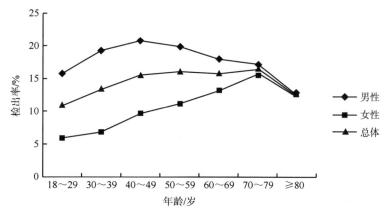

图 5-2 2023 年北京市各年龄段肥胖检出情况

表 5-4 2023 年北京市各年龄段向心性肥胖和腰臀比异常检出情况（总体）

年龄/岁	体检人数/人	向心性肥胖人数/人	腰臀比异常人数/人	向心性肥胖检出率/%	腰臀比异常检出率/%
合计	1 836 173	153 463	233 750	8.36	12.73
18~29	312 979	17 828	23 256	5.70	7.43
30~39	506 480	36 684	50 970	7.24	10.06
40~49	406 847	33 348	52 979	8.20	13.02
50~59	316 091	30 809	50 463	9.75	15.96
60~69	177 312	20 852	33 830	11.76	19.08
70~79	84 323	10 073	15 544	11.95	18.43
≥80	32 141	3 869	6 708	12.04	20.87

表 5-5 2023 年北京市各年龄段向心性肥胖和腰臀比异常检出情况（男）

年龄/岁	体检人数/人	向心性肥胖人数/人	腰臀比异常人数/人	向心性肥胖检出率/%	腰臀比异常检出率/%
合计	974 984	95 312	142 370	9.78	14.60
18~29	159 891	11 737	13 432	7.34	8.40
30~39	262 280	24 694	33 279	9.42	12.69
40~49	213 295	21 023	33 610	9.86	15.76
50~59	182 282	19 542	32 625	10.72	17.90
60~69	95 465	11 355	18 603	11.89	19.49
70~79	43 442	5 036	7 397	11.59	17.03
≥80	18 329	1 925	3 424	10.50	18.68

表 5-6 2023 年北京市各年龄段向心性肥胖和腰臀比异常检出情况（女）

年龄/岁	体检人数/人	向心性肥胖人数/人	腰臀比异常人数/人	向心性肥胖检出率/%	腰臀比异常检出率/%
合计	861 189	58 151	91 380	6.75	10.61
18~29	153 088	6 091	9 824	3.98	6.42
30~39	244 200	11 990	17 691	4.91	7.24
40~49	193 552	12 325	19 369	6.37	10.01
50~59	133 809	11 267	17 838	8.42	13.33
60~69	81 847	9 497	15 227	11.60	18.60
70~79	40 881	5 037	8 147	12.32	19.93
≥80	13 812	1 944	3 284	14.07	23.78

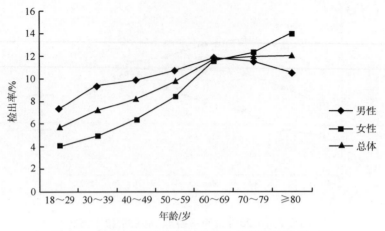

图 5-3　2023 年北京市各年龄段向心性肥胖检出情况

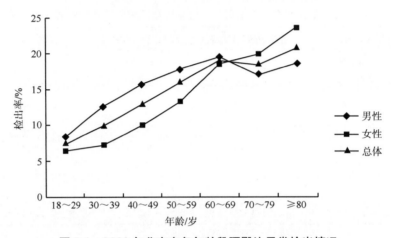

图 5-4　2023 年北京市各年龄段腰臀比异常检出情况

表 5-7　2019～2023 年北京市各年龄段超重和肥胖检出情况（总体）

年份	体检人数/人	超重人数/人	肥胖人数/人	超重检出率/%	肥胖检出率/%
2019	3 383 721	903 686	427 815	26.71	12.64
2020	2 554 886	656 593	332 483	25.70	13.01
2021	4 144 177	1 059 545	545 153	25.57	13.15
2022	3 467 715	937 106	482 747	27.02	13.92
2023	5 060 250	1 448 448	721 999	28.62	14.27

表 5-8　2019～2023 年北京市各年龄段超重和肥胖检出情况（男）

年份	体检人数/人	超重人数/人	肥胖人数/人	超重检出率/%	肥胖检出率/%
2019	1 836 523	592 847	303 809	32.28	16.54
2020	1 334 509	424 383	233 857	31.80	17.52
2021	2 175 936	692 362	377 272	31.82	17.34
2022	1 763 750	581 504	321 280	32.97	18.22
2023	2 663 638	929 962	505 233	34.91	18.97

表 5-9　2019～2023 年北京市各年龄段超重和肥胖检出情况（女）

年份	体检人数/人	超重人数/人	肥胖人数/人	超重检出率/%	肥胖检出率/%
2019	1 547 198	310 839	124 006	20.09	8.01
2020	1 220 377	232 210	98 626	19.03	8.08
2021	1 968 241	367 183	167 881	18.66	8.53
2022	1 703 965	355 602	161 467	20.87	9.48
2023	2 396 612	518 486	216 766	21.63	9.04

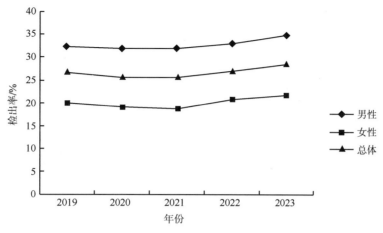

图 5-5　2019～2023 年北京市人群超重检出趋势

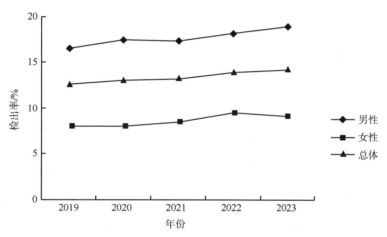

图 5-6　2019～2023 年北京市人群肥胖检出趋势

表 5-10　2019～2023 年北京市各年龄段向心性肥胖和腰臀比异常检出情况（总体）

年份	体检人数/人	向心性肥胖人数/人	腰臀比异常人数/人	向心性肥胖检出率/%	腰臀比异常检出率/%
2019	1 289 306	128 122	130 929	9.94	10.15
2020	926 207	70 177	84 483	7.58	9.12
2021	1 344 459	124 083	146 636	9.23	10.91
2022	1 090 568	105 615	128 658	9.68	11.80
2023	1 836 173	153 463	233 750	8.36	12.73

表 5-11　2019～2023 年北京市各年龄段向心性肥胖和腰臀比异常检出情况（男）

年份	体检人数/人	向心性肥胖人数/人	腰臀比异常人数/人	向心性肥胖检出率/%	腰臀比异常检出率/%
2019	694 943	84 501	81 702	12.16	11.76
2020	486 449	41 795	54 635	8.59	11.23
2021	689 320	77 864	88 362	11.30	12.82
2022	517 850	65 272	78 993	12.60	15.25
2023	974 984	95 312	142 370	9.78	14.60

表 5-12　2019～2023 年北京市各年龄段向心性肥胖和腰臀比异常检出情况（女）

年份	体检人数/人	向心性肥胖人数/人	腰臀比异常人数/人	向心性肥胖检出率/%	腰臀比异常检出率/%
2019	594 363	43 621	49 227	7.34	8.28
2020	439 758	28 382	29 848	6.45	6.79
2021	655 139	46 219	58 274	7.05	8.89
2022	572 718	40 343	49 665	7.04	8.67
2023	861 189	58 151	91 380	6.75	10.61

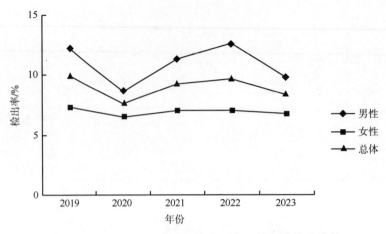

图 5-7 2019～2023 年北京市人群向心性肥胖检出趋势

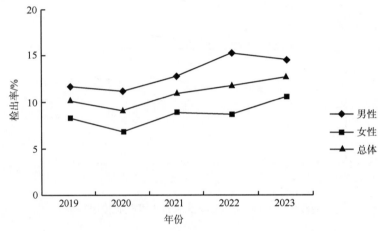

图 5-8 2019～2023 年北京市人群腰臀比异常检出趋势

（三）体重异常检出情况分析

统计结果显示，2023 年超重和肥胖总体检人数为 5 060 250 人，其中男性为 2 663 638 人（52.64%），女性为 2 396 612 人（47.36%）。总体人群、男性及女性超重检出率分别为 28.62%、34.91% 及 21.63%，男性检出率高于女性；总体人群、男性及女性肥胖检出率分别为 14.27%、18.97% 及 9.04%，男性检出率高于女性。2023 年向心性肥胖和腰臀比异常总体检人数为 1 836 173 人，其中男性为 974 984（53.10%）人，女性为 881 189（46.90%）人。总体人群、男性及女性向心性肥胖检出率分别为 8.36%、9.78% 及 6.75%，男性检出率高于女性；总体人群、男性及女性腰臀比异常检出率分别为 12.73%、14.60% 及 10.61%，男性检出率高于女性。在总体人群、男性及女性中分别应用 R 语言 4.2.1 软件进行 Cochran-Armitage 检验，分析结果显示这些人群的超重、肥胖、向心性肥胖和腰臀比异常检出率在整体上均有随年龄增长而升高的趋势（$P<0.001$）。具体变化趋势如图 5-1～图 5-4 所示：男性人群的超重检出率在 18～69 岁间均随年龄增长而呈升高趋势，在 69 岁以后呈下降趋势；女性人群的超重检出率在 18～79 岁间均随年龄增长而呈升高趋势，在 ≥80 岁人群中检出率出现下降。男性人群肥胖检出率在 18～49 岁间均随年龄增长而呈升高趋势，在 50 岁以后呈现下降趋势；女性人群肥胖检出率在 18～79 岁间均随年龄增长而呈升高趋势，在 ≥80 岁人群中检出率下降。男性人群的向心性肥胖检出率在 18～69 岁间均随年龄增长而呈升高趋势，在 69 岁以后呈下降趋势；女性人群的向心性肥胖检出率随年龄增长而呈持续升高趋势。男性人群的腰臀比异常检出率随年龄增长而呈升高趋势，但在 70～79 岁人群中出现了检出率降低；女性人群的腰臀比异常检出率随年龄增长而呈升高趋势。

应用 R 语言 4.2.1 软件对相关数据进行统计学分析，使用 χ^2 检验对不同性别人群超重、肥胖、向心性肥胖和腰臀比异常检出率进行比较，检验水准 $\alpha=0.05$。结果如下：男性超重检出率（34.91%）显著高于女性（21.63%），χ^2 值为 108 882，$P<0.001$，差异有统计学意义；18～29 岁、30～39 岁、40～49 岁、50～59 岁、60～69 岁、70～79 岁和≥80 岁之间进行男女比较，χ^2 值分别为 23 289、55 581、26 249、8332、4097、736.20 和 248.58，均为 $P<0.001$，差异均有统计学意义。男性肥胖检出率（18.97%）显著高于女性（9.04%），χ^2 值为 101 552，$P<0.001$，差异有统计学意义；18～29 岁、30～39 岁、40～49 岁、50～59 岁、60～69 岁、70～79 岁和≥80 岁之间进行男女比较，χ^2 值分别为 22 578、51 297、26 744、10 808、1891.5、62.829 和 0.600 13（$P=0.439$），除≥80 岁组外均为 $P<0.001$，差异有统计学意义，≥80 岁组男性和女性肥胖检出率差异无统计学意义。

男性向心性肥胖检出率（9.78%）显著高于女性（6.75%），χ^2 值为 6503.4，$P<0.001$，差异有统计学意义；18～29 岁、30～39 岁、40～49 岁、50～59 岁、60～69 岁、70～79 岁和≥80 岁之间进行男女比较，χ^2 值分别为 1626.2、3663.5、1581.2、1447.0、35.956、8.9857 和 9.6127，均为 $P<0.01$，差异均有统计学意义。男性腰臀比异常检出率（14.60%）显著高于女性（10.61%），χ^2 值为 6557.3，$P<0.001$，差异有统计学意义；18～29 岁、30～39 岁、40～49 岁、50～59 岁、60～69 岁、70～79 岁和≥80 岁之间进行男女比较，χ^2 值分别为 447.33、4140.7、2962.5、1199.7、22.229、117.91 和 123.84，均为 $P<0.001$，差异有统计学意义。

男性人群 18～69 岁之间，超重检出率随年龄增长呈升高趋势，这可能是由于代谢率的减慢和生活方式因素的影响；然而，在 69 岁以后，超重检出率开始下降，这可能是因为年龄增长导致肌肉质量的减少和身体活动水平的降低。女性人群 18～79 岁之间，超重检出率随年龄增长呈升高趋势，这可能是由于代谢率的变化、激素变化和生活方式因素的影响；然而，在≥80 岁的女性人群中，超重检出率开始下降，这可能是因为身体代谢的变化、营养摄入的减少，以及年龄相关的健康问题的影响。相关结果提示，应注重在青年及中年人群中开展肥胖的预防控制工作。2019～2023 年总体人群、男性及女性人群的超重、肥胖、向心性肥胖和腰臀比异常检出率变化趋势见表 5-7～表 5-12 和图 5-5～图 5-8。使用 Cochran-Armitage 进行线性趋势检验，结果显示整体趋势均有统计学意义（$P<0.001$），其中在总体人群和各性别组人群中超重、肥胖和腰臀比异常检出率在这五年间呈现逐年上升趋势，而向心性肥胖检出率呈下降趋势，可见近些年向心性肥胖管理方案的实施是有成效的，其他维度的肥胖防治工作力度有待进一步加强。

（四）体重管理建议

近年来，我国成年人的超重、肥胖率呈快速增长趋势，超重、肥胖相关性疾病如高血压、糖尿病和脂质异常等的患病率日益增加[6]。肥胖管理的目标是改善身体健康状况。既往研究显示，维持健康的体重，不仅是许多慢性非传染性疾病一级预防的有效措施[8]，还是慢性病患者二级预防的常用方法，如 2 型糖尿病患者控制体重，可以显著改善血糖水平和胰岛素敏感性，减少并发症和死亡的发生率；高血压患者体重控制在正常范围，可降低血压，降低心血管疾病的复发风险；心脏病患者维持健康体重，有助于减轻心脏负担，改善预后[9]。并且慢性病人群的体重管理标准可能与一般人群有所不同，尤其对于超重或肥胖的 2 型糖尿病、高血压和心血管疾病患者，通常建议减重 5%～10%，以显著改善血糖控制和心血管健康[10, 11]。然而，减重并长期维持是肥胖管理的主要挑战，肥胖的治疗需要采取长期、多模式的方法，同时考虑到每个人的治疗目标及不同疗法的益处和风险，建议实施综合性的健康管理方案，以期获得更好的减重效果[6]。

为切实减少因肥胖等问题导致的慢性病发生，国家卫生健康委员会颁布了《"体重管理年"活动实施方案》，给出了以下体重管理的建议：一是加强科学普及和宣传倡导，提高全民体重管理意识。强化体重管理科学指导；创新体重管理科普形式；提升体重管理科普能力。二是动员社会广泛参与，提升体重管理效能。积极营造体重管理社会支持性环境；强化家庭体重管理的主要作用；发挥专业技术优势，规范体重管理服务模式；发挥中医药对体重管理的技术支撑作用；倡导健康消费新理念。三是覆盖全人群全生命周期，提高体重精准管理水平。针对孕产妇、婴幼儿、学生、职业人群、老年人等不同人群提出体重管理分类措施。四是加强体重监测与效果评估，完善监测信息互联共享机制，加强数据有效利用。五是加强科学研究和成果转化，开展体重管理关键技术研究和转化应用，创新体重管理服务模式和技术[12]。为响应该实施方案，本中心制定并实施了包括健康教育、科学饮食与运动、设立减重目标和电话访问等干预措施的综合性的健康管理方案。这种减重方案最主要的特点是在干预期内对受试者进行饮食、行为和运动的动态监督与指导，在一定程度上提高研究对象依从性，从而弥补了健康教育等单一干预措施因研究对象依从性差而导致减重效果较差的缺陷。包括：

（1）膳食指导与饮食行为矫正课程，关注饮食和运动是管理体重的关键。建议制订健康的饮食计划，包括确保营养摄入的均衡性和多样性，减少高热量和高脂肪食物的摄入。

（2）2 周 1 次的体力活动监测，增加身体活动水平，包括进行有氧运动和力量训练，以帮助消耗多余的脂肪和增加肌肉质量。

（3）1 周 1 次的电话访问，询问饮食、运动行为与问题解答。

（4）1 周 1 次的周记记录，主要记录每周饮食和体力活动情况。

（5）行为矫正目标（3-2-1-0）："3"代表每天至少吃 3 拳头大小的蔬菜，"2"代表每天吃肉不超过 2 个手掌心大小，"1"代表每天至少 10 000 步以上的运动量，"0"代表每天不吃含糖零食。

（五）体检行业"健康体重管理"探索与实践

北京市人民政府早在 2017 年便发布了《"健康北京 2030"规划纲要》，纲要中指出"推动形成体医结合的疾病管理与健康服务模式"。同年，北京市体育局与北京市卫生健康委员会签署《体医融合战略合作框架协议》，以"四个共同"合力推进体医融合。在北京市卫生健康委员会和北京市体育局支持下，北京市建立体卫融合基地，开展医疗体检与体质测试相结合试点工作，并于 2021 年建立了北京首个社区健康促进中心。同年 4 月，通过对体医融合及非医疗健康干预模式的不断摸索，北京市出台了全国第一部体医融合地方标准《体医融合机构服务规范》（DB11/T 1793），规范了医疗机构和非医疗机构开展体医融合服务的内容和服务标准，用更科学、更专业、更全面的视角，打造运动、营养促进健康的服务模式。

在体重管理实践方面，部分体检医疗机构为肥胖、代谢综合征等慢病人群建立健康档案，开展慢病风险评估、开具运动处方和营养处方，进行营养健康教育及运动健康指导等。不仅为个体服务，创建运动健康管理门诊，也针对工作单位等功能社区，开展上门体适能测评和运动指导服务，结合健康体检结果，提供营养、运动促进健康的工间场所实施方案。组织专业人员深入社区、学校、机关企事业单位等，开展体重管理技术指导和健康咨询活动。多年来，其成效显著，至今已成功打造众多成功案例。

另外，北京市积极培养能在基层和医疗机构为群众开具运动处方的执业医师和医务工作者，发挥专业技术优势，提升专业体重管理和科普能力，提升医护人员体重管理技能和肥胖症治疗服务水平。

（赵小雨　吕世云　陶丽新）

参 考 文 献

[1] Forhan M，Gill SV. Obesity，functional mobility and quality of life[J]. Best Pract Res Clin Endocrinol Metab，2013，27（2）：129-137.

[2] Zhang X，Ha S，Lau HC，et al. Excess body weight：Novel insights into its roles in obesity comorbidities[J]. Semin Cancer Biol，2023，92：16-27.

[3] Valenzuela PL，Carrera-Bastos P，Castillo-García A，et al. Obesity and the risk of cardiometabolic diseases[J]. Nat Rev Cardiol，2023，20（7）：475-494.

[4] Lagou MK，Karagiannis GS. Obesity-induced thymic involution and cancer risk[J]. Semin Cancer Biol，2023，93：3-19.

[5] World Health Organization. Obesity and overweight[EB/OL]. [2024-03-01]. https：//www.who.int/zh/news-room/fact-sheets/detail/obesity-and-overweight.

[6] Pan XF，Wang L，Pan A. Epidemiology and determinants of obesity in China[J]. Lancet Diabetes Endocrinol，2021，9（6）：373-392.

[7] Wang Y，Zhao L，Gao L，et al. Health policy and public health implications of obesity in China[J]. Lancet Diabetes Endocrinol，2021，9（7）：446-461.

[8] Perdomo CM，Cohen RV，Sumithran P，et al. Contemporary medical，device，and surgical therapies for obesity in adults[J]. Lancet，2023，401（10382）：1116-1130.

[9] Sun X，Yan AF，Shi Z，et al. Health consequences of obesity and projected future obesity health burden in China[J]. Obesity（Silver Spring），2022，30（9）：1724-1751.

[10] Zeng Q，Li N，Pan XF，et al. Clinical management and treatment of obesity in China[J]. Lancet Diabetes Endocrinol，2021，9（6）：393-405.

[11] 郭雨阳，曾庆春. 积极管理肥胖，降低心血管疾病风险[J]. 中国全科医学，2022，25（6），643-650.

[12] 刘昶荣. 16 部门启动"体重管理年"覆盖全人群全生命周期[N].中国青年报，2024-07-04（003）.

第六章

总　结

　　人民健康是社会文明进步的基础，是民族昌盛和国家富强的重要标志。党的十八大以来，以习近平同志为核心的党中央把维护人民健康摆在更加突出的位置，明确了新时代卫生与健康工作方针，把"健康中国"建设上升为国家战略，努力全方位、全周期地保障人民健康。随着"健康中国"战略的深入实施，我国医疗健康领域正经历从"以治病为中心"向"以人民健康为中心"的重大转变[1]。随着现代化社会经济的发展，人民群众自我保健意识越来越强，为满足人们日益增长的健康需求，国家设立各级体检中心，提高人们对健康的重视程度[2]。从各级医院到人民社区，体检工作在实现疾病的早期发现、早期诊断、早期治疗等方面发挥了重要作用，逐渐提升了人群的健康观念及健康水平[3]。而健康体检大数据是反映全民健康状况的宝贵资源，蕴藏着巨大的应用价值，通过对健康体检数据的分析，可以为疾病预防、健康管理和医学研究提供重要支撑。

　　北京市体检中心 2023 年体检统计报告中，男性前十位体检异常体征检出率如下：血脂异常 38.99%、超重 34.91%、脂肪肝 33.60%、骨量减少/骨质疏松 29.68%、甲状腺结节 29.53%、血尿酸升高 26.96%、肥胖 18.97%、幽门螺杆菌阳性 18.03%、颈动脉斑块 17.94%、血压升高 17.80%。其中，血脂异常、超重及脂肪肝已经连续十年成为排名前三的异常体征，血脂异常检出率较上年有所下降，但超重与脂肪肝检出率持续上升。血脂异常与人群生活习惯息息相关，如缺乏体育锻炼、饮酒、长期过量摄入脂肪等都会增加血脂异常的发病风险[4]。为此，国民营养健康指导委员会办公室组织制定了"减油、增豆、加奶"的核心信息，就如何控制饮食，给出了科学明确的建议。该核心信息突出强调减少食用油的使用，增加豆及豆制品、奶及奶制品消费，对人群健康具有重要意义[5]。超重、肥胖在人群中占比较高，是导致心脑血管疾病、糖尿病和部分癌症等慢性病的重要危险因素，需要重点防控[6]。国家卫生健康委员会联合 16 部门制定《"体重管理年"活动实施方案》，力争通过三年左右时间，实现体重管理支持性环境广泛建立，全民体重管理意识和技能显著提升，部分人群体重异常状况得以改善[6]。北京市卫生健康委员会、北京市体育局、北京市总工会也率先在 3.2 万人群中开展了市民健康体重行动试点，帮助参与人群养成健康的生活方式。男性体检人群脂肪肝检出率逐年增加，目前非酒精性脂肪肝已经取代病毒性肝炎，成为我国第一大慢性肝病和引起健康查体肝功能异常的首要原因[7]。脂肪肝类疾病主要与年龄、性别、超重/肥胖有关，并且经常伴发其他种类的慢性病，如 2 型糖尿病及血脂异常等[7]。针对该类疾病应当从多角度出发，多管齐下，对特定高发病风险人群，采取多病共防共治的策略进行控制。综上可以发现，男性检出率较高的疾病中，多为心血管疾病及代谢性疾病，这类疾病与人群生活习惯密切相关，未来应当在社会中广泛宣传健康相关知识，倡导健康生活方式，对于预防此类疾病具有重要意义。

　　女性前十位体检异常体征检出率如下：乳腺增生 35.65%、甲状腺结节 35.42%、骨量减少/骨质疏松 31.94%、血脂异常 28.62%、超重 21.63%、龋病 18.93%、痔疮 17.93%、脂肪肝 17.16%、子宫肌瘤 16.82%、幽门螺杆菌阳性 15.67%。其中乳腺增生、甲状腺结节、骨量减少/骨质疏松、血脂异常和超重已经连续八年成为排名前五的异常体征。乳腺增生是乳腺疾病中发病率最高的良性疾病，影响女性身体和心理健康，且有一定的恶变倾向[8]。该类疾病主要与年龄、饮食、药物、生活方式及家族史有关。针对该类患者可以采取一定的心理治疗及药物干预措施，防止疾病进一步发展，同时日常生活中应当多摄入水果、蔬菜、膳食纤维，采取健康的生活方式[9]。甲状腺结节同时高发于女性和男性体检人群中，其发病主要与性别、年龄、BMI、超重、血脂异常、血糖及代谢综合征有关[10]，可通过调整生活行为方式，控制体重、血糖、血脂等，有效降低甲状腺结节的发生率。骨量减少/骨质疏松是一种常见的代谢性骨病，骨折是其严重的并发症[11]，因此对于骨量减少/骨质疏松的早期预防及诊断意义重大。全国范围内，近1/3 的≥40 岁绝经后女性患有骨质疏松[11]，因此绝经后女性是骨质疏松防控的重点人群，应当对其重点监控，定期检查。值得注意的是，痔疮和龋病已连续五年位于女性体检异常体征的前十位。这两类疾病虽然对寿命影响不大，但仍需要采取精细化管理，从而提高人群生活质量[12,13]。另外，与男性体检异常体征具有相同特点的是，女性血脂异常、超重的异常检出率同样较高，这反映出北京市整体人群慢性病的患病风险仍较高，需要进行广泛的纠正与治理。

党的二十届三中全会强调"在发展中保障和改善民生是中国式现代化的重大任务""加强普惠性、基础性、兜底性民生建设""深化医药卫生体制改革，健全人口发展支持和服务体系"[14]。当前，全国卫生健康系统改革持续进行中，积极引入大数据和人工智能技术，充分挖掘医疗数据与资源，积极培育和发展卫生健康新质生产力[15]。我们已经诞生一批实践成果，诸如人工智能辅助诊断、医疗大模型、慢性病管理云平台、手术机器人、互联网医院等[16]，极大提高了疾病诊断与治疗能力，居民健康得到了更好的保障，但不容忽视的是，我国居民健康在一些重点疾病领域形势仍然严峻，如吸烟、饮酒、缺乏锻炼等不健康生活行为仍然较为普遍，健康素养水平有待加强[17]。因此，在积极提高医疗救治水平的同时，我们还应该向公众普及更多的健康建议，提高居民健康素养；推广人群体格检查，实现"源头治理"，防范化解居民健康风险。"健康中国"关乎每一个个体，应当社会各方协同努力，形成合力，为中国式现代化注入"健康动能"。

北京市体检中心作为首都成立时间最早的专业体检机构，在开发使用健康体检大数据方面也起到了引领作用。2023 年北京市体检中心组织专家修订了《北京市医疗机构健康体检质量管理与控制指标（2015版）》，持续完善体检质控核心指标建设。体检中心还积极推进北京市体检信息平台二期建设，进一步完善体检质控管理系统，严把数据质量关，加强数据分析研究。每年出版的北京市体检统计报告旨在基于健康大数据反映体检人群的健康现状，为我国公共卫生事业与预防医学的发展提供数据支撑，为相关研究机构提供重要参考，为政府有关部门制定、实施或完善相关健康政策提供数据支持，也为提高公众的主动健康意识和全面提升居民健康素养贡献力量。

（王 瑜）

参 考 文 献

[1] 大力推进"以治病为中心"向"以人民健康为中心"转变[EB/OL]. [2024-07-23]. https://www.gov.cn/xinwen/2019-07/15/content_5409828.htm.

[2] 刘晓芸，王燕，邹媛. 基于个性化服务的健康管理模式在体检中心的应用及效果评估分析[J]. 河北医药，2024，46（13）：2024-2026.

[3] 李梦宇，连隽，廖子锐，等. 国家基本公共卫生服务老年人健康体检的异常检出率分析[J]. 中国全科医学，2023，26（22）：2756.

[4] 徐伟，邢秀雅，贺琴，等. 安徽省 2015 年成年人血脂异常流行现状及相关因素研究[J]. 中华流行病学杂志，2020，41（2）：195-200.

[5] 国民营养健康指导委员会办公室. 国民营养健康指导委员会办公室关于印发"减油、增豆、加奶"核心信息的通知[EB/OL]. [2024-07-20]. http://www.nhc.gov.cn/sps/s7886t/202404/a8217485c07548049c2040c3f003b071.shtml.

[6] 国家卫生健康委，全国爱卫办，教育部，等. 关于印发"体重管理年"活动实施方案的通知[EB/OL]. [2024-07-20]. http://www.nhc.gov.cn/ylyjs/pqt/202406/b4f7141179504bd69d7a18db6d877f47.shtml.

[7] 吴车敏，张从玉，徐慧丽，等. 我国非酒精性脂肪性肝病的流行病学研究和诊断现状分析[J]. 中国医药导报，2023，20（11）：158-161.

[8] 刘胜，王怡，吴春宇，等. 中西医结合临床诊疗乳腺增生专家共识[J]. 中华中医药杂志，2023，38（3）：1159-1164.

[9] 张雪，董晓平，管雅喆，等. 女性乳腺癌流行病学趋势及危险因素研究进展[J]. 肿瘤防治研究，2021，48（1）：87-92.

[10] 赖晓英，欧阳平，朱宏，等. 甲状腺结节检出情况及影响因素：10 年 309 576 例体检人群分析[J]. 南方医科大学学报，2020，40（2）：268-273.

[11] 汤淑女，尹香君，余卫，等. 中国 40 岁及以上绝经后女性骨质疏松症患病率及其影响因素研究[J]. 中华流行病学杂志，2022，43（4）：509-516..

[12] 石晓旭. 精细化护理干预对痔疮手术患者术后疼痛、生活质量的影响分析[J]. 现代诊断与治疗，2023，34（1）：153-155，158.

[13] 于杨，任凌，吕慧慧. 综合护理对预防小儿龋齿的效果和对生活质量的影响分析[J]. 航空航天医学杂志，2022，33（12）：1495-1497.

[14] 新华社. 中国共产党第二十届中央委员会第三次全体会议公报[EB/OL]. [2024-07-23]. https://www.gov.cn/yaowen/liebiao/202407/content_6963409.htm.

[15] 项高悦，杜逸芳，沈洁，等. 新质生产力对卫生健康事业高质量发展的影响研究——以达·芬奇手术机器人的应用为例[J]. 中国卫生事业管理，2024，41（6）：612-614.

[16] 谈在祥，刘逸天. 卫生健康领域新质生产力的内涵特征及发展路径[J]. 卫生经济研究，2024，41（6）：1-4.

[17] 吕俐缘. 国家卫生健康委办公厅关于印发中国公民健康素养——基本知识与技能（2024 年版）的通知[EB/OL]. [2024-07-23]. https://www.gov.cn/zhengce/zhengceku/202405/content_6954649.htm.

致　谢

　　特别感谢北京市卫生健康委员会医政医管处、北京市卫生健康大数据与政策研究中心对本报告编写工作的指导。

　　特别感谢首都医科大学公共卫生学院郭秀花教授、陶立新老师团队，首都医科大学宣武医院褚熙主任、慈晓伟老师，首都医科大学附属北京安贞医院胡荣主任、芦燕玲老师，北京同仁医院陈东宁主任、崔晶老师，北京天坛医院郑华光主任、张龙友主任，北京佑安医院张晶主任、卫小蝶老师，北京市肛肠医院于国志主任，北京口腔医院刘敏主任、任雯老师，中国康复研究中心亓攀老师、中国人民大学统计学院王瑜教授，以及其他编委会成员为报告编写付出的巨大努力。

附　录

附录一　指标解释

（一）专项体检统计指标解释

1. 专项体检

阳性体征检出率=阳性体征人数/实际检查人数×100%

2. 高招体检

（1）完全合格、基本合格、不合格：根据《普通高等学校招生体检工作指导意见》，对考生的体检结论分为三种类型："合格""基本合格""不合格"。"合格"是指考生通过体检，身体健康状况完全符合相关文件要求，除对考生有特别要求的个别学校以外，其他院校均可报考，专业选择不受限制；"基本合格"是指通过体检，身体健康状况总体是合格的，但不适宜从事某类专业的学习；"不合格"是指通过体检，发现考生患有某种疾病、传染病或生理缺陷、严重残疾，不能坚持正常学习与生活。

（2）视力不良：根据《全国学生体质健康状况调查研究工作手册》，轻度视力不良，双眼裸眼视力均≤4.9且＞4.8；中度视力不良，双眼裸眼视力均≤4.8且≥4.6；重度视力不良，双眼裸眼视力均≤4.5。

（3）血压升高：根据《中国高血压防治指南2010》，收缩压≥140mmHg和（或）舒张压≥90mmHg。

（4）儿童青少年超重与肥胖的筛查。

体重指数（BMI）=体重（kg）/[身高（m）]^2

当被检者 BMI 值大于或等于相应年龄、性别组的超重值，而小于相应组段的肥胖值时，判断为超重；当被检者 BMI 值大于或等于相应年龄、性别组的肥胖值时判断为肥胖。儿童青少年 BMI 值超重和肥胖的判定见附表 1-1。

附表 1-1　儿童青少年 BMI 值超重和肥胖的判定　　　（单位：kg/m^2）

年龄/岁	超重值		肥胖值	
	男	女	男	女
7	17.4	17.2	19.2	18.9
8	18.1	18.1	20.3	19.9
9	18.9	19.0	21.4	21.0
10	19.6	20.0	22.5	22.1
11	20.3	21.1	23.6	23.3
12	21.0	21.9	24.7	24.5
13	21.9	22.6	25.7	25.6
14	22.6	23.0	26.4	26.3
15	23.1	23.4	26.9	26.9
16	23.5	23.7	27.4	27.4
17	23.8	23.8	27.8	27.7
18	24.0	24.0	28.0	28.0

（5）儿童青少年生长迟滞筛查：当被检者身高小于相应年龄、性别组的身高值时，判断为生长迟滞。判定标准见附表 1-2。

附表 1-2　WHO 儿童青少年生长迟滞的判定（身高值）　　　　　（单位：cm）

年龄/岁	身高判定值	
	男	女
6	＜108.7	＜107.4
7	＜113.6	＜112.4
8	＜118.3	＜117.6
9	＜122.8	＜123.0
10	＜127.3	＜128.7
11	＜132.2	＜134.7
12	＜137.9	＜140.2
13	＜144.5	＜144.4
14	＜150.8	＜147.1
15	＜155.5	＜148.5
16	＜158.8	＜149.2
17	＜160.6	＜149.7
18	＜161.6	＜150.0

（6）儿童青少年消瘦筛查：当被检者 BMI 值小于相应年龄、性别组的 BMI 值时，判断为消瘦。判定标准见附表 1-3。

附表 1-3　WHO 儿童青少年消瘦的判定（BMI 值）　　　　　（单位：kg/m²）

年龄/岁	BMI 判定值	
	男	女
6	＜13.4	＜13.1
7	＜13.6	＜13.2
8	＜13.8	＜13.4
9	＜14.0	＜13.7
10	＜14.3	＜14.1
11	＜14.7	＜14.6
12	＜15.1	＜15.2
13	＜15.7	＜15.8
14	＜16.3	＜16.3
15	＜16.8	＜16.7
16	＜17.3	＜16.9
17	＜17.7	＜17.1
18	＜18.1	＜17.2

（7）丙氨酸氨基转移酶升高：ALT＞40U/L。

（8）色觉异常：色觉检查方法为将色盲本置于明亮的自然光线下（但阳光不得直接照射在色盲本上），距离被检者 70cm，让被检者迅速读出色盲本上的数字或图形，每图不得超过 10 秒钟。按色盲本所附的说明，判定是否正确，以及是哪一种色盲或色弱。

3. 中招体检

（1）完全合格、基本合格、不合格：根据《北京市普通高中招生体检标准》《技工学校招生体检标准及执行细则》《普通中等专业学校招生体检标准》等相关文件规定，对考生的体检结论分为三种类型："合格""基本合格""不合格"。"合格"是指考生通过体检，身体健康状况完全符合相关文件要求，除对考生有特别要求的个别学校以外，其他院校均可报考，专业选择不受限制；"基本合格"是指通过体检，考生身体健康状况是合格的，但不适宜从事某类专业的学习；"不合格"是指通过体检，发现考生患有某种疾病、传染病或生理缺陷、严重残疾，不能坚持正常学习与生活。

（2）视力不良：根据《技工学校招生体检标准及执行细则》丙部分的 3、4、5、6 条，以及《普通中等专业学校招生体检标准》第二部分 12、13 条规定，统计指标解释为任何一眼裸眼视力低于 5.0。

（3）身高不足：根据《关于普通中等专业学校招生体检工作的通知》，统计指标解释为男性身高≤160cm（17 岁以上男性身高≤165cm）、女性身高≤150cm（17 岁以上女性身高≤155cm）。

4. 机动车驾驶员体检

机动车驾驶员体检不合格原因：视力、色盲、四肢、听力、躯干、身高根据《机动车驾驶证申领和使用规定》（中华人民共和国公安部令第 162 号）第十四条（二）部分中关于身体条件的要求。

5. 教师资格认定体检

教师资格认定体检不合格原因如下：
（1）传染病、性病：根据《北京市教师资格认定体格检查标准（试行）》第 3 条。
（2）肌肉骨骼系统：根据《北京市教师资格认定体格检查标准（试行）》第 10、11、12、13、14 条。
（3）眼、耳、鼻、口腔及附属器：根据《北京市教师资格认定体格检查标准（试行）》第 5、6、7、8、9 条。
（4）内分泌疾病：根据《北京市教师资格认定体格检查标准（试行）》第 15 条。
（5）重要脏器手术：主要脏器（心、肺、肝、脾、肾、胃肠等）做过较大手术。

6. 药品从业人员体检

药品从业人员体检不合格原因如下：
（1）传染病：根据《北京市药品从业人员体检标准》第四条。
（2）皮肤病：根据《北京市药品从业人员体检标准》第七条。

（二）健康体检统计指标解释

（1）常住人口：是指实际居住在一定区域一定时间（半年以上）的人口。
（2）每 10 万常住人口拥有开展健康体检医疗机构数：为年内开展健康体检医疗机构数/当年常住人口数×100 000×100%。
（3）每 10 万常住人口拥有从事健康体检的卫生技术人员数：为年内从事健康体检的卫生技术人员数/当年常住人口数×100 000×100%。
（4）每千常住人口参加健康体检人次数：为年内健康体检人数/当年常住人口数×1000×100%。
（5）阳性体征检出率：为阳性体征人数/实际检查人数×100%。
（6）超重：根据中华人民共和国卫生行业标准《成人体重判定》（WS/T 428—2013），$24kg/m^2 \leqslant BMI < 28kg/m^2$。
（7）肥胖：根据《成人体重判定》标准，$BMI \geqslant 28kg/m^2$。
（8）向心性肥胖：根据《成人体重判定》标准，男性腰围≥90cm，女性腰围≥85cm。
（9）腰臀比（W/H）异常：根据北京医师协会组织编写的《健康体检操作常规》（2012 年版），男性 W/H>0.95，女性 W/H>0.85。
（10）血压升高：根据《中国高血压防治指南 2010》，收缩压≥140mmHg 和（或）舒张压≥90mmHg。
（11）甲状腺肿物：指外科触诊发现的甲状腺区域内的各类占位性病变，尚不确定良恶性。

（12）阴道炎症：具有滴虫、萎缩（老年）性阴道炎、外阴阴道念珠菌（霉菌）病、细菌性阴道病等临床表现。

（13）子宫颈炎症：具有急慢性子宫颈炎的临床表现。

（14）年龄相关性白内障（老年性白内障）：多数为中老年时期开始发生的晶状体混浊，随着年龄增加，患病率明显增高。

（15）视网膜动脉硬化：眼底所见，表现为视网膜动脉弥漫性变细、弯曲度增加、颜色变淡，动脉反光带增宽，血管走行平直，动静脉交叉处可见静脉隐蔽和静脉斜坡现象，视网膜可见渗出和出血。眼底动脉壁增厚、弹性减退、变硬。

（16）糖尿病视网膜病变：糖尿病导致眼底视网膜组织发生的病变。

（17）高血压视网膜病变：伴随有血压持续升高后出现的视网膜动脉收缩、视网膜出血及视网膜神经受损的病理过程。在与视网膜动脉硬化的鉴别诊断中应参考高血压病史或血压测量值。

（18）黄斑病变：发生于黄斑部的各种原发或继发性疾病的总称。

（19）脂肪肝：各种原因引起的肝细胞内脂肪堆积过多的病变。腹部超声检查所见，只统计中重度脂肪肝。

（20）肝脏占位性病变：腹部超声检查所见，指肝脏实性占位性病变，声像图特征倾向于恶性或不明原因的肝脏实性、混合性包块，除外肝血管瘤、肝囊肿、多囊肝等影像可明确定性描述的肿物。

（21）肝硬化：腹部超声检查所见，肝硬化声像图改变，门静脉内径大于 1.3cm，脾静脉内径大于 0.8cm，肠系膜上静脉内径大于 0.7cm，脾脏增大；可出现腹水。

（22）肝囊肿：腹部超声检查所见，肝内分散分布圆形或椭圆形无回声区，一至数个，大小不等。

（23）肝脏弥漫性病变：腹部超声检查所见，除脂肪肝外其他原因引起的累及全肝的弥漫性病变。

（24）胆囊息肉样病变：腹部超声检查所见，胆囊局部增厚或隆起的软组织病变。

（25）胆囊结石：腹部超声检查所见，胆囊内或胆囊壁结石。

（26）胰腺占位性病变：腹部超声检查所见，声像图特征倾向于恶性或不能明确原因的胰腺实性、混合性包块。

（27）肾结石：腹部超声检查所见，发生于肾盏、肾盂及肾盂与输尿管连接部的结石。

（28）肾占位性病变：腹部超声检查所见，指肾实性占位性病变，声像图特征倾向于恶性或不能明确原因的肾脏实性、混合性包块。

（29）肾弥漫性病变：腹部超声检查所见，肾实质厚度增厚或变薄，回声减弱或增强，皮髓分界不清。

（30）甲状腺结节：甲状腺超声检查所见，甲状腺囊性、实性、混合性结节。

（31）甲状腺弥漫性病变：甲状腺超声检查所见，甲状腺大小可无明显改变，实质弥漫性或局限性回声不均匀，呈网格状或结节样改变。

（32）子宫肌瘤：妇科超声检查所见，发生于子宫浆膜下、肌层或内膜的子宫肿瘤。

（33）子宫腺肌病：妇科超声检查所见，子宫弥漫性增大，轮廓清晰，肌层出现边界不清的局限性病灶。

（34）卵巢囊肿：妇科超声检查所见，包括卵泡囊肿、黄体囊肿、黄素囊肿、出血性卵巢囊肿。

（35）附件占位性病变：妇科超声检查所见，发生于卵巢、输卵管、盆腔腹膜，为不明原因、不明性质的实性、混合性包块。

（36）颈动脉斑块：颈动脉超声检测显示，颈动脉 IMT 增厚≥1.5mm，向血管腔内凸出，或局限性内膜增厚高于周边 IMT 的 50%。

（37）乳腺增生：乳腺超声检查所见，乳腺单侧或双侧乳腺结构紊乱，可出现腺管囊状扩张。

（38）乳腺占位性病变：乳腺超声检查所见，指乳腺实性占位性病变，声像图特征倾向于恶性或不能明确原因的乳腺实性、混合性包块。

（39）骨量减少：依各机构使用的 X 射线骨密度仪或超声骨密度仪标准范围判定。

（40）骨质疏松：依各机构使用的 X 射线骨密度仪或超声骨密度仪标准范围判定。

（41）肺纹理改变：包括肺纹理增粗、增多、紊乱。

（42）肺浸润性改变：肺内片状或斑片状模糊影，多见于浸润性肺结核，少数见于肺炎。

（43）陈旧性肺结核：肺内条索状影、斑点影、钙化灶。

（44）肺结核：包括可疑肺结核和活动性肺结核。

（45）肺占位性改变：肺内出现肿块或结节影。

（46）纵隔占位性病变：纵隔内出现肿块影。

（47）心脏形态改变及心影扩大：心脏形状异常；心脏增大，心胸比大于 0.5。

（48）血脂异常：总胆固醇升高、甘油三酯升高、高密度脂蛋白胆固醇降低和低密度脂蛋白胆固醇升高，符合任意一项即为血脂异常。

（49）空腹血糖升高、糖化血红蛋白升高、血清丙氨酸氨基转移酶升高、γ-谷氨酰转肽酶升高、血肌酐升高、血尿酸升高、游离 T_3 及 T_4 均升高，TSH 降低、血红蛋白降低、便隐血阳性：依各机构检验结果判定。

（50）幽门螺杆菌阳性：检查方法不限，以检测结果为准。

（51）宫颈细胞学 TBS（the Bethesda system）描述性诊断：根据子宫颈细胞学报告系统（TBS—2014）诊断标准判定。

（52）未见上皮内病变细胞或恶性细胞：包括病原体和其他非瘤样变发现。

（53）腺癌：包括宫颈管、子宫内膜、子宫以外或不能明确来源。

附录二　机 构 名 单

参见附表 2-1～附表 2-7。

附表 2-1　承担高招体检的医疗机构名单

序号	医疗机构名称	序号	医疗机构名称
1	*北京市体检中心	13	*北京市房山区第一医院
2	*北京市第六医院	14	*北京市房山区良乡医院
3	*北京市普仁医院	15	*北京燕化医院
4	*北京市第二医院	16	*首都医科大学附属北京潞河医院
5	*北京市宣武中医医院	17	*北京中医医院顺义医院
6	*北京市第一中西医结合医院	18	*北京市昌平区医院
7	*北京市中关村医院	19	*北京市大兴区人民医院
8	*北京中西医结合医院	20	*北京怀柔医院
9	*北京丰台医院	21	*北京市平谷区医院
10	*北京市石景山医院	22	*北京市密云区医院
11	*首颐矿山医院	23	*北京市延庆区医院
12	*北京市门头沟区医院		

附表 2-2　承担中招体检的医疗机构名单

序号	医疗机构名称	序号	医疗机构名称
1	*北京市东城区中小学卫生保健所	10	*北京市房山区燕山医院
2	*北京市西城区学校卫生保健所	11	*北京市通州区中小学卫生保健所
3	*北京市朝阳区中小学卫生保健所	12	*北京市顺义区中小学卫生保健所
4	*北京市海淀区体育运动与卫生健康促进中心	13	*北京市昌平区中小学卫生保健所
5	*北京市丰台区教育委员会卫生健康管理中心	14	*北京市大兴区学生体育健康中心
6	*北京市石景山区中小学卫生保健所	15	*北京市怀柔区中小学卫生保健所
7	*首颐矿山医院	16	*北京市平谷区中小学卫生保健所
8	*北京市门头沟区中小学卫生保健所	17	*北京市密云区中小学卫生保健所
9	*北京市房山区中小学卫生保健所	18	*北京市延庆区中小学卫生保健站

附表 2-3　承担残疾人机动轮椅车驾驶员体检的医疗机构名单

序号	医疗机构名称	序号	医疗机构名称
1	*北京市体检中心	11	*北京市房山区良乡医院
2	*北京市第六医院	12	*首都医科大学附属北京潞河医院
3	*北京市普仁医院	13	*北京中医医院顺义医院
4	*北京市第二医院	14	*北京市昌平区医院
5	*北京市回民医院	15	*北京市大兴区人民医院
6	*北京市第一中西医结合医院	16	*北京怀柔医院
7	*北京市中关村医院	17	*北京市平谷区医院
8	*北京丰台医院	18	*北京市密云区医院
9	*北京市石景山医院	19	*北京市延庆区医院
10	*北京市门头沟区医院		

附表 2-4　承担教师资格认定体检的医疗机构名单

序号	医疗机构名称	序号	医疗机构名称
1	*北京市体检中心	11	*北京市房山区良乡医院
2	*北京市第六医院	12	*首都医科大学附属北京潞河医院
3	*北京市普仁医院	13	*北京中医医院顺义医院
4	*北京市第二医院	14	*北京市昌平区医院
5	*北京市宣武中医医院	15	*北京市大兴区人民医院
6	*北京市第一中西医结合医院	16	*北京怀柔医院
7	*北京市中关村医院	17	*北京市平谷区医院
8	*北京丰台医院	18	*北京市密云区医院
9	*北京市石景山医院	19	*北京市延庆区医院
10	*北京市门头沟区医院		

附表 2-5　承担药品从业人员体检的医疗机构名单

序号	医疗机构名称	序号	医疗机构名称
1	*北京市体检中心	11	*北京市房山区第一医院
2	*北京市隆福医院	12	*北京市通州区中医医院
3	*北京市第四医院	13	*北京市顺义区医院
4	*北京市第二医院	14	*北京市昌平区医院
5	*北京市回民医院	15	*北京市大兴区人民医院
6	*北京市垂杨柳医院	16	*北京怀柔医院
7	*北京市中关村医院	17	*北京市平谷区医院
8	*北京丰台医院	18	*北京市密云区医院
9	*北京市石景山医院	19	*北京市延庆区医院
10	*北京市门头沟区医院		

附表 2-6　承担机动车驾驶员体检的医疗机构名单（2022 年开展机动车驾驶员体检业务机构）

序号	医疗机构名称	序号	医疗机构名称
1	北京市隆福医院（北京市东城区老年病医院）	8	北京市第二医院
2	北京市和平里医院	9	北京市肛肠医院（北京市二龙路医院）
3	北京市普仁医院	10	北京市西城区广外医院
4	北京市东城区第一人民医院	11	北京市回民医院
5	首都医科大学附属北京同仁医院（东区）	12	首都医科大学附属复兴医院
6	首都医科大学附属北京中医医院	13	北京市宣武中医医院
7	北京市西城区展览路医院	14	首都医科大学宣武医院

序号	医疗机构名称	序号	医疗机构名称
15	北京积水潭医院（新街口院区）	58	中国中医科学院眼科医院
16	北京市监狱管理局中心医院	59	北京市门头沟区医院
17	北京市健宫医院	60	北京京煤集团总医院
18	北京市第一中西医结合医院	61	北京市房山区第一医院
19	北京市朝阳区中医医院	62	北京市房山区中医医院
20	北京市垂杨柳医院	63	北京市房山区良乡医院体检中心
21	北京市朝阳区双桥医院	64	北京燕化医院
22	北京市第一中西医结合医院（东坝院区）	65	北京中医药大学东直门医院东区（原通州中医院）
23	北京市体检中心	66	北京市通州区潞河医院
24	首都医科大学附属北京朝阳医院	67	北京市通州区妇幼保健院
25	首都医科大学附属北京安贞医院	68	北京市通州区中西医结合医院（通州区中西结合骨伤医院）
26	首都医科大学附属北京地坛医院	69	北京市顺义区医院
27	民航总医院	70	北京市顺义区妇幼保健院
28	北京华信医院	71	北京市顺义区空港医院
29	应急总医院	72	北京市顺义区中医医院
30	航空总医院	73	首都医科大学附属北京地坛医院顺义院区（原潮白河骨伤医院）
31	北京朝阳急诊抢救中心	74	中国中医科学院广安门医院南区（原大兴中医院）
32	北京市中关村医院	75	北京市大兴区人民医院
33	北京中西医结合医院	76	大兴区中西医结合医院（原北京市大兴区红星医院）
34	北京市海淀医院	77	北京市仁和医院
35	北京市海淀区精神卫生防治院	78	首都医科大学附属北京同仁医院（南区）
36	北京市海淀区妇幼保健院	79	北京市昌平区医院
37	北京大学第三医院	80	北京市昌平区南口医院（原北京市昌平区南口铁路医院）
38	北京老年医院	81	北京市昌平区沙河医院
39	首都医科大学附属北京世纪坛医院	82	北京市昌平区中西医结合医院
40	航天中心医院	83	北京市昌平区中医医院
41	北京市化工职业病防治院	84	北京小汤山医院
42	北京市社会福利医院	85	北京龙山中医院
43	清华大学医院	86	北京市监狱管理局清河分局医院
44	北京水利医院	87	北京市密云区妇幼保健院
45	中国中医科学院西苑医院	88	北京市密云区中医医院
46	北京市丰台中西医结合医院（原北京市丰台长辛店医院）	89	北京市密云区医院
47	北京市丰台区南苑医院	90	北京市平谷区妇幼保健院（平谷区妇幼保健计划生育服务中心）
48	北京市丰台区铁营医院	91	北京市平谷区医院
49	北京丰台医院	92	北京市中医医院平谷医院（原北京市平谷区中医医院）
50	北京博爱医院	93	北京市延庆区医院（北京大学第三医院延庆医院）
51	中国航天科工集团七三一医院	94	北京中医医院延庆医院（原延庆区中医医院）
52	北京航天总医院	95	延庆区第二医院
53	北京中医药大学东方医院	96	北京市怀柔区妇幼保健院
54	首都医科大学附属北京天坛医院	97	北京怀柔医院（原北京市怀柔区第一医院）
55	北京市石景山医院	98	北京市怀柔区中医医院
56	北京朝阳医院（西院体检中心）	99	北京市怀柔区第二医院
57	北京大学首钢医院		

附表 2-7 2023 年北京市卫生健康委员会准予开展健康体检服务的医疗机构名单

序号	所在区	机构名称
1	海淀区	*北京爱康国宾白石门诊部
2	西城区	*北京爱康国宾白云医院
3	朝阳区	*北京爱康国宾建外门诊部
4	朝阳区	*北京爱康国宾酒仙桥门诊部有限公司
5	朝阳区	*北京爱康国宾丽都诊所
6	顺义区	*北京爱康国宾顺平门诊部
7	海淀区	*北京爱康国宾万之寿门诊部
8	西城区	*北京爱康国宾西内门诊部
9	海淀区	*北京爱康国宾西三旗门诊部有限公司
10	朝阳区	*北京爱康国宾亚运村门诊部
11	海淀区	*北京爱康国宾中关门诊部
12	丰台区	*北京爱康国宾总部基地门诊部
13	朝阳区	*北京爱康君安门诊部
14	朝阳区	*北京爱康君安诊所
15	西城区	*北京爱康卓悦阜外门诊部有限公司
16	昌平区	*北京北大医疗康复医院
17	海淀区	*北京北旺美康门诊部
18	房山区	*北京北亚骨科医院有限公司
19	朝阳区	*北京庇利积臣门诊部
20	东城区	*北京博惠门诊部
21	大兴区	*北京博济门诊部
22	昌平区	*北京昌平乾坤中医医院
23	昌平区	*北京昌平政和中医医院
24	朝阳区	*北京朝阳中西医结合急诊抢救医院
25	丰台区	*北京潮鹏方庄门诊部
26	海淀区	*北京潮鹏清河门诊部
27	大兴区	*北京潮鹏兴康健康体检中心有限公司
28	海淀区	*北京慈铭奥亚上地辉煌门诊部
29	丰台区	*北京慈铭丽泽门诊部
30	海淀区	*北京大学第三医院
31	西城区	*北京大学第一医院
32	昌平区	*北京大学国际医院
33	西城区	*北京大学人民医院
34	石景山区	*北京大学首钢医院
35	海淀区	*北京大学医院
36	丰台区	*北京丰台金都满泰门诊部
37	丰台区	*北京丰台医院
38	海淀区	*北京光合佳年国际门诊部
39	东城区	*北京国际旅行卫生保健中心
40	海淀区	*北京国际旅行卫生保健中心海淀门诊部
41	延庆区	*北京国康综合门诊部
42	平谷区	*北京国康综合门诊有限责任公司健康体检中心
43	海淀区	*北京瀚思维康中科门诊部
44	丰台区	*北京航天总医院
45	东城区	*北京航星机器制造有限公司北京东城航星医院

续表

序号	所在区	机构名称
46	西城区	*北京和睦家复兴门诊所
47	朝阳区	*北京和睦家建国门诊所
48	朝阳区	*北京和睦家医院
49	东城区	*北京和睦家中西医结合医院
50	西城区	*北京核工业医院
51	房山区	*北京核工业医院（401 院区）
52	丰台区	*北京华生康复医院
53	朝阳区	*北京华信医院（清华大学第一附属医院）
54	西城区	*北京华兆轩午门诊部有限公司
55	东城区	*北京华兆益生门诊部有限公司
56	怀柔区	*北京怀柔医院
57	朝阳区	*北京惠兰医院
58	昌平区	*北京积水潭医院（回龙观院区）
59	石景山区	*北京佳景爱小心门诊部
60	朝阳区	*北京佳龙诊所
61	朝阳区	*北京迦华诊所
62	海淀区	*北京嘉仁门诊部
63	海淀区	*北京京北医院
64	石景山区	*北京京诚门诊部
65	门头沟区	*北京京煤集团总医院
66	顺义区	*北京京顺医院
67	通州区	*北京京通医院
68	昌平区	*北京九华医院
69	朝阳区	*北京九华医院投资管理有限公司华商门诊部
70	丰台区	*北京九华医院投资管理有限公司开阳桥门诊部
71	顺义区	*北京康圣德门诊部
72	怀柔区	*北京康益德中西医结合肺科医院
73	海淀区	*北京老年医院
74	东城区	*北京乐健东外门诊部
75	朝阳区	*北京美年佳境门诊部
76	海淀区	*北京美年绿生源门诊部
77	朝阳区	*北京美年美灿门诊部
78	海淀区	*北京美年美福门诊部有限公司
79	海淀区	*北京美年美合门诊部
80	朝阳区	*北京美年美佳门诊部
81	西城区	*北京美年美康门诊部
82	朝阳区	*北京美年门诊部
83	东城区	*北京美兆健康体检中心有限公司
84	密云区	*北京密云博众中医医院
85	密云区	*北京密云世济医院
86	密云区	*北京密云兴云中医医院
87	朝阳区	*北京民族园诊所
88	昌平区	*北京清华长庚医院
89	房山区	*北京仁德医院
90	海淀区	*北京瑞慈瑞海综合门诊部

序号	所在区	机构名称
91	朝阳区	*北京瑞慈瑞泰综合门诊部有限公司
92	通州区	*北京瑞福康医药有限公司慈航门诊部
93	海淀区	*北京润美门诊部
94	朝阳区	*北京善方医院
95	朝阳区	*北京伸远泰和诊所
96	丰台区	*北京圣慈靖佳综合门诊部
97	昌平区	*北京市昌平区妇幼保健院
98	昌平区	*北京市昌平区南口医院（北京市昌平区南口中西医结合医院）
99	昌平区	*北京市昌平区天通苑中医医院
100	昌平区	*北京市昌平区医院
101	昌平区	*北京市昌平区中医医院
102	朝阳区	*北京市朝阳区呼家楼第二社区卫生服务中心
103	朝阳区	*北京市朝阳区六里屯社区卫生服务中心
104	朝阳区	*北京市朝阳区双桥医院
105	朝阳区	*北京市朝阳区中医医院
106	朝阳区	*北京市垂杨柳医院
107	大兴区	*北京市大兴区黄村镇社区卫生服务中心（北京市大兴区黄村医院）
108	大兴区	*北京市大兴区旧宫医院（北京市大兴区旧宫镇社区卫生服务中心）
109	大兴区	*北京市大兴区人民医院
110	大兴区	*北京市大兴区西红门镇社区卫生服务中心（北京市大兴区西红门医院）
111	大兴区	*北京市大兴区亦庄镇社区卫生服务中心（北京市大兴区亦庄医院）
112	大兴区	*北京市大兴区瀛海镇社区卫生服务中心（北京市大兴区瀛海医院）
113	大兴区	*北京市大兴区中西医结合医院
114	西城区	*北京市第二医院
115	东城区	*北京市第六医院
116	朝阳区	*北京市第一中西医结合医院
117	房山区	*北京市房山区第一医院
118	房山区	*北京市房山区良乡医院
119	房山区	*北京市房山区中医医院（北京中医药大学房山医院）
120	丰台区	*北京市丰台区中医医院
121	丰台区	*北京市丰台中西医结合医院
122	海淀区	*北京市海淀区民众安康门诊部
123	海淀区	*北京市海淀区四季青镇北坞嘉园社区卫生服务站
124	海淀区	*北京市海淀医院
125	东城区	*北京市和平里医院
126	海淀区	*北京市化工职业病防治院（北京市职业病防治研究院）
127	怀柔区	*北京市怀柔区妇幼保健院
128	怀柔区	*北京市怀柔区中医医院
129	西城区	*北京市回民医院
130	西城区	*北京市监狱管理局中心医院
131	西城区	*北京市健宫医院
132	东城区	*北京市隆福医院（北京市东城区老年病医院）
133	门头沟区	*北京市门头沟区医院
134	密云区	*北京市密云区妇幼保健院
135	密云区	*北京市密云区医院

续表

序号	所在区	机构名称
136	密云区	*北京市密云区中医医院
137	平谷区	*北京市平谷区妇幼保健院
138	平谷区	*北京市平谷区医院
139	平谷区	*北京市平谷区中医医院
140	东城区	*北京市普仁医院
141	大兴区	*北京市仁和医院
142	海淀区	*北京市上地医院
143	海淀区	*北京市社会福利医院
144	石景山区	*北京市石景山医院
145	顺义区	*北京市顺义区妇幼保健院（北京儿童医院顺义妇儿医院）（北京市顺义区妇幼保健计划生育服务中心）
146	顺义区	*北京市顺义区医院
147	顺义区	*北京市顺义区中医医院（北京中医医院顺义医院）
148	丰台区	*北京市体检中心丰台体检部
149	海淀区	*北京市体检中心航天桥门诊部
150	朝阳区	*北京市体检中心马甸分部
151	通州区	*北京市通州区妇幼保健院
152	通州区	*北京市通州区马驹桥镇马驹桥社区卫生服务中心（北京市通州区第二医院）
153	通州区	*北京市通州区新华医院
154	通州区	*北京市通州区中西医结合医院
155	通州区	*北京市通州区中医医院
156	西城区	*北京市西城区广外医院（北京市西城区广外老年医院）
157	西城区	*北京市宣武中医医院
158	延庆区	*北京市延庆区医院（北京大学第三医院延庆医院）
159	海淀区	*北京市羊坊店医院
160	海淀区	*北京市中关村医院（中国科学院中关村医院）
161	大兴区	*北京首都国际机场医院
162	石景山区	*北京首特泰康医院
163	石景山区	*北京首颐矿山医院
164	海淀区	*北京水利医院
165	海淀区	*北京四季青医院
166	通州区	*北京松乔次渠综合门诊部
167	东城区	*北京松乔门诊部
168	昌平区	*北京泰康燕园康复医院
169	西城区	*北京天健阳光健康科技有限公司安华桥门诊部
170	海淀区	*北京铁路局中心卫生防疫站会城门门诊部
171	朝阳区	*北京万和颈椎病医院
172	昌平区	*北京王府中西医结合医院
173	西城区	*北京微医全科诊所
174	西城区	*北京卫生技术发展服务中心门诊部
175	丰台区	*北京新华卓越康复医院
176	西城区	*北京星宜诊所
177	房山区	*北京燕化医院
178	东城区	*北京耀东门诊部
179	东城区	*北京医院
180	海淀区	*北京怡健殿方圆门诊部

序号	所在区	机构名称
181	朝阳区	*北京怡健殿望京诊所
182	西城区	*北京怡健殿诊所
183	大兴区	*北京亦城门诊部有限公司
184	丰台区	*北京银建方庄门诊部
185	西城区	*北京银建门诊部有限公司
186	朝阳区	*北京优联美汇门诊部
187	石景山区	*北京御同堂门诊部
188	海淀区	*北京裕和中西医结合康复医院
189	海淀区	*北京泽康定慧门诊部
190	海淀区	*北京中西医结合医院
191	东城区	*北京中医药大学东直门医院
192	延庆区	*北京中医医院延庆医院（北京市延庆区中医医院）
193	海淀区	*兵器工业北京北方医院
194	西城区	*慈铭健康管理集团股份有限公司北京西直门门诊部
195	朝阳区	*慈铭健康体检管理集团北京慈铭慈云寺门诊部
196	海淀区	*慈铭健康体检管理集团北京慈铭上地门诊部
197	海淀区	*慈铭健康体检管理集团北京慈铭学院路门诊部
198	海淀区	*慈铭健康体检管理集团北京慈铭知春路门诊部
199	朝阳区	*慈铭健康体检管理集团股份有限公司北京亮马桥医院
200	朝阳区	*慈铭健康体检管理集团有限公司北京奥亚医院
201	朝阳区	*慈铭健康体检管理集团有限公司北京大北窑门诊部
202	海淀区	*慈铭健康体检管理集团有限公司北京公主坟门诊部
203	朝阳区	*慈铭健康体检管理集团有限公司北京潘家园门诊部
204	海淀区	*慈铭健康体检管理集团有限公司北京世纪城门诊部
205	朝阳区	*慈铭健康体检管理集团有限公司北京望京门诊部
206	朝阳区	*慈铭健康体检管理集团有限公司北京亚运村门诊部
207	丰台区	*慈铭健康体检管理集团有限公司北京洋桥门诊部
208	东城区	*慈铭健康体检管理集团有限公司北京雍和宫门诊部
209	丰台区	*国家电网公司北京电力医院
210	朝阳区	*航空总医院
211	海淀区	*航天中心医院
212	大兴区	*京东健康（北京）综合门诊部
213	朝阳区	*民航总医院
214	海淀区	*清华大学医院
215	石景山区	*清华大学玉泉医院（清华大学中西医结合医院）
216	朝阳区	*首都医科大学附属北京安贞医院
217	朝阳区	*首都医科大学附属北京朝阳医院（东院区）
218	石景山区	*首都医科大学附属北京朝阳医院（西院区）
219	通州区	*首都医科大学附属北京潞河医院
220	海淀区	*首都医科大学附属北京世纪坛医院（北京铁路总医院）
221	丰台区	*首都医科大学附属北京天坛医院
222	东城区	*首都医科大学附属北京同仁医院（东院区）
223	大兴区	*首都医科大学附属北京同仁医院（南院区）
224	西城区	*首都医科大学附属北京友谊医院（门诊体检部）
225	东城区	*首都医科大学附属北京中医医院

序号	所在区	机构名称
226	西城区	*首都医科大学附属复兴医院
227	西城区	*首都医科大学宣武医院
228	朝阳区	*应急总医院（煤炭总医院）
229	丰台区	*中国航天科工集团七三一医院
230	通州区	*中国建筑第二工程局职工医院通州门诊部
231	海淀区	*中国人民大学社区卫生服务中心（中国人民大学医院）
232	海淀区	*中国铁道建筑总公司北京铁建医院（海淀区万寿路街道中铁建社区卫生服务站）
233	东城区	*中国医学科学院北京协和医院（东院区）
234	西城区	*中国医学科学院北京协和医院（西院区）
235	西城区	*中国医学科学院阜外医院
236	大兴区	*中国中医科学院广安门医院南区
237	朝阳区	*中国中医科学院望京医院
238	海淀区	*中国中医科学院西苑医院
239	朝阳区	*中日友好医院
240	西城区	△北京爱康国宾门诊部有限公司
241	朝阳区	△北京爱康国宾阳光京朝门诊部
242	海淀区	△北京爱康国宾阳光京春门诊部
243	西城区	△北京爱康卓悦京西门诊部
244	西城区	△北京北海医院
245	海淀区	△北京诚志门诊部
246	朝阳区	△北京二十一世纪医院有限公司
247	丰台区	△北京丰台银龄中医医院
248	丰台区	△北京国济中医医院
249	海淀区	△北京汉琨中医医院
250	昌平区	△北京侯丽萍风湿病中医医院
251	朝阳区	△北京精诚博爱康复医院
252	朝阳区	△北京玛丽妇婴医院
253	西城区	△北京美年门诊部有限责任公司美欣门诊部
254	东城区	△北京美年中医医院
255	朝阳区	△北京帕森诊所
256	海淀区	△北京千福门诊部
257	昌平区	△北京市昌平区中西医结合医院
258	大兴区	△北京市大兴区青云店镇中心卫生院
259	西城区	△北京市肛肠医院
260	西城区	△北京市监狱管理局清河分局医院
261	西城区	△北京市西城区展览路医院
262	东城区	△北京泰禾健康咨询有限公司祈年大街综合门诊部
263	朝阳区	△北京维特奥医院
264	朝阳区	△北京五洲妇儿医院
265	延庆区	△北京延庆儒林医院
266	海淀区	△北京中康时代康复医院
267	大兴区	北京爱育华妇儿医院
268	海淀区	北京诚志东升门诊部
269	西城区	北京慈铭奥亚西单门诊部
270	昌平区	北京积水潭医院（新龙泽院区）

序号	所在区	机构名称
271	通州区	北京军区离退休医务工作者协会通州门诊部
272	昌平区	北京龙山中医医院
273	丰台区	北京南诚中西医结合医院
274	顺义区	北京仁仁健康体检中心
275	海淀区	北京上地信息路医院
276	丰台区	北京时珍堂中西医结合医院
277	怀柔区	北京世纪兴华中医医院
278	房山区	北京市房山区妇幼保健院
279	海淀区	北京市海淀区温泉镇社区卫生服务中心
280	海淀区	北京市海淀区紫竹院社区卫生服务中心
281	顺义区	北京市顺义区空港医院
282	延庆区	北京市延庆区妇幼保健院
283	朝阳区	北京市预防医学科学院职业病门诊部
284	延庆区	北京太一全息综合门诊部
285	昌平区	北京小汤山医院
286	顺义区	北京医大中西医结合医院
287	海淀区	北京怡德医院
288	西城区	慈铭健康体检管理集团有限公司北京广安门门诊部
289	门头沟区	国家卫生健康委职业安全卫生研究中心石龙医院
290	石景山区	首都医科大学附属北京康复医院（北京工人疗养院）
291	西城区	首都医科大学附属北京友谊医院（干部保健体检部）
292	海淀区	中国气象局医院（北下关街道中国气象局社区卫生服务站）

注：附录中标有*的医疗机构为上报了体检数据的医疗机构，标有△的医疗机构为2023年未开展健康体检业务的医疗机构，其余为未上报体检数据的医疗机构。